癌症预防
与筛查指南

（科普版）

国家卫生健康委员会疾病预防控制局　指导
国家癌症中心　组织编写

主　编　赫　捷

副主编　陈万青　李　霓

编　委（以姓氏笔画为序）

于欣阳　王　宁　石菊芳

任建松　刘运泳　杜灵彬

李　江　李　博　李　霓

宋冰冰　张　敏　陈万青

陈宏达　林春青　查震球

贺宇彤　席云峰　曹小琴

龚继勇　董　栋　赫　捷

U0212500

人民卫生出版社
·北京·

图书在版编目（CIP）数据

癌症预防与筛查指南：科普版 / 国家癌症中心组织
编写 . -- 北京：人民卫生出版社，2020.10（2024.8 重印）

ISBN 978-7-117-30561-7

I. ①癌… Ⅱ. ①国… Ⅲ. ①癌 – 预防（卫生）– 普及
读物②癌 – 诊疗 – 普及读物 Ⅳ. ①R73–49

中国版本图书馆 CIP 数据核字（2020）第 185898 号

人卫智网	**www.ipmph.com**	医学教育、学术、考试、健康，
		购书智慧智能综合服务平台
人卫官网	**www.pmph.com**	人卫官方资讯发布平台

癌症预防与筛查指南（科普版）

Aizheng Yufang yu Shaicha Zhinan（Kepu Ban）

组织编写：国家癌症中心
出版发行：人民卫生出版社（中继线 010-59780011）
地　　址：北京市朝阳区潘家园南里 19 号
邮　　编：100021
E - mail：pmph @ pmph.com
购书热线：010-59787592　010-59787584　010-65264830
印　　刷：人卫印务（北京）有限公司
经　　销：新华书店
开　　本：889 × 1194　1/32　印张：4.5
字　　数：94 千字
版　　次：2020 年 10 月第 1 版
印　　次：2024 年 8 月第 7 次印刷
标准书号：ISBN 978-7-117-30561-7
定　　价：39.00 元

打击盗版举报电话：010-59787491　E-mail：WQ @ pmph.com
质量问题联系电话：010-59787234　E-mail：zhiliang @ pmph.com

癌症是威胁我国居民健康的主要慢性病之一,近年来,癌症发病率和死亡率呈逐年上升趋势,癌症防治刻不容缓。

世界卫生组织提出,1/3 的癌症可以预防,1/3 的癌症可以通过早期发现、早期诊断和早期治疗而治愈,1/3 的癌症可以延长生存期并改善生活质量。党和政府高度重视癌症防治工作,在 2016 年全国卫生与健康大会上,习近平总书记强调,对慢性病,要以癌症、高血压、糖尿病等为突破口,加强综合防控,强化早期筛查和早期发现,推进早诊早治工作。2017—2019 年国务院常务会议和《政府工作报告》中,李克强总理多次提到加强癌症防治,提出"要实施癌症防治行动,推进预防筛查、早诊早治和科研攻关"。2019 年,国务院印发《健康中国行动(2019—2030 年)》,癌症防治行动作为 15 个行动之一,明确提出提高癌症防治知识知晓率和重点癌症的早期诊断率。同年,国家卫生健康委员会等 10 部门联合印发《健康中国行动——癌症防治实施方案(2019—2022 年)》,提出明确目标,到 2022 年,癌症防治体系进一步完善,危险因素综合防控取得阶段性进展,癌症筛查、早诊早治和规范诊疗水平显著提升,癌症发病率、死亡率上升趋势得到遏制,总体癌症 5 年生存率比 2015 年提高 3 个百分点,疾病负担得到有效控制。

进行健康教育、改变不健康生活习惯、远离危险因素暴露、定期参加防癌体检是有效降低癌症发病率和死亡率的重要手段。在国家卫生健康委员会疾病预防控制局的指导下,国家癌症中心组织国内相关专家编写了《癌症预防与筛查指南(科普版)》,旨在提高公众对癌症预防与筛查知识的知晓率,指导公众如何科学地预防癌症与早期发现癌症,为健康中国目标的实现奠定基础。

编者

2020 年 6 月

目录

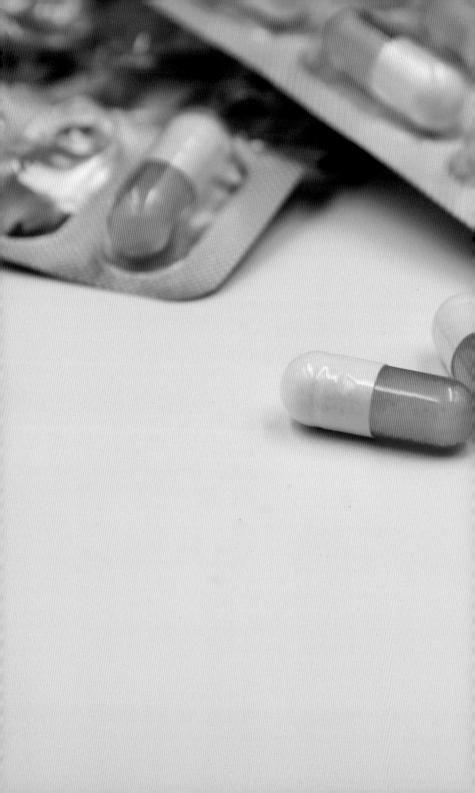

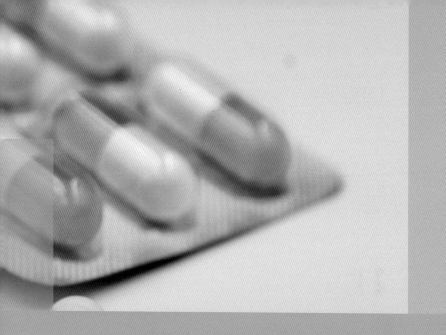

第一章

主要致癌危险因素

癌症是人体细胞在外界因素长期作用下，基因损伤和改变长期积累的结果，是一个多因素、多阶段、复杂渐进的过程。对于大部分癌症，随着年龄的增长发病风险增加，男性发病率高于女性，有些癌症具有遗传倾向。老龄化是癌症发生的主要危险因素，其他可防可控的癌症危险因素主要包含以下几个方面：

1. 行为因素　主动吸烟、二手烟暴露、饮酒、缺乏锻炼等。

2. 感染因素　幽门螺杆菌（Helicobacter pylori，Hp）、乙型肝炎病毒（hepatitis B virus，HBV）、丙型肝炎病毒（hepatitis C virus，HCV）、人乳头状瘤病毒（human papilloma virus，HPV）、EB病毒（Epstein-Barr virus，EBV）、人类免疫缺陷病毒（human immunodeficiency virus，HIV）、人嗜T-淋巴病毒1型、人类疱疹病毒8型（human herpes virus 8，HHV-8）、华支睾吸虫等。

3. 饮食因素　水果、蔬菜、膳食纤维、全谷物摄入不足，红肉、深加工肉类和腌制类食品食用过多，摄入被黄曲霉毒素、砷等致癌物污染的食物和水等。

4. 代谢因素　超重/肥胖、糖尿病等代谢性疾病。

5. 环境因素　职业危险因素暴露、室内外空气污染物暴露、电离辐射及紫外线过度照射等。

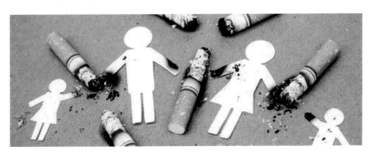

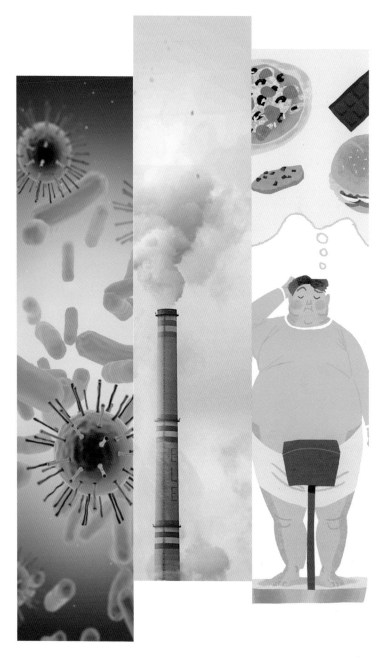

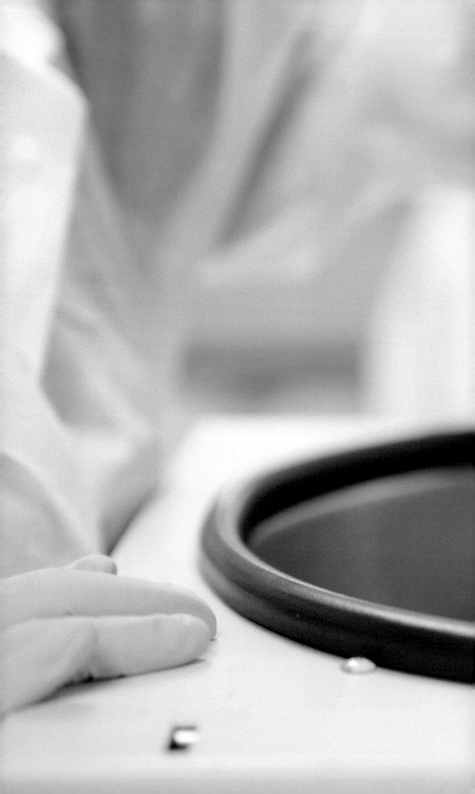

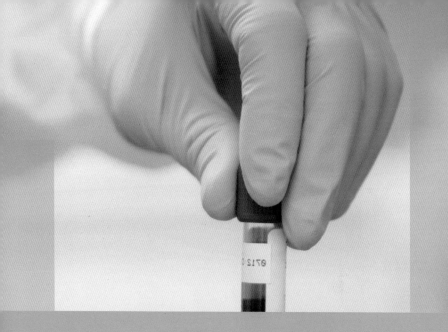

第二章

癌症三级预防

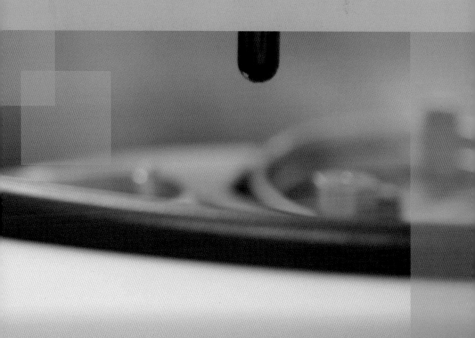

癌症是一类可防可控的慢性病，通过实施癌症三级预防策略，可有效降低癌症的疾病负担。一级预防指病因预防，尽量避免或减少危险因素暴露，降低癌症发病风险；二级预防指对高危人群进行早期筛查、早期诊断和早期治疗，提高癌症治愈率和生存率，降低癌症死亡率；三级预防指通过合理治疗和康复，缓解癌症患者症状，提高生存率和生存质量。

第一节　一级预防

通过改变不良的生活方式、避免接触与癌症相关的危险因素及接种预防性疫苗等措施，我国约有 45% 的癌症可以有效预防。具体措施包括：

1. 控烟　我国约有 1/4 的癌症引起的死亡与吸烟有关，控烟是最经济、有效的防癌措施。吸烟者应尽早戒烟，防止不吸烟者吸烟并减少二手烟暴露。

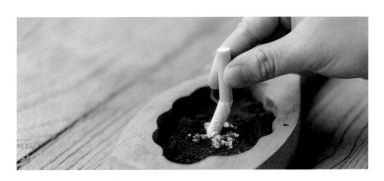

2. 远离致癌病原体 接种乙型肝炎病毒、人乳头状瘤病毒疫苗;避免过早性生活,减少高危性行为;避免接触疫水,勿食钉螺;不要口对口喂养婴幼儿,聚餐提倡使用公筷。

3. 限酒 《中国居民膳食指南(2016)》建议成年男性一天饮用的酒精量不超过 25 克,成年女性一天不超过 15 克,儿童、少年、妊娠妇女、哺乳期女性等特殊人群不应饮酒。

4. 保持健康的体重 通过适度运动及合理的膳食模式保持体重在健康范围内,即体重指数在 18.5 至 24 之间 [体重指数计算公式:体重(千克)/ 身高(米)^2]。

5. 适度运动 《全民健身指南》推荐各年龄段人群都应坚持日常身体活动。根据每个人的身体状况和运动习惯,制定个性化的运动健身方案,采取循序渐进的原则,使身体功能和运动能力不断提高。

6. 合理膳食 《中国居民膳食指南(2016)》建议采取食物多样、谷类为主的平衡膳食模式;多吃蔬果、奶类、大豆,

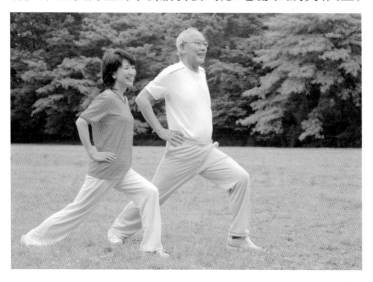

适量食用坚果;适量摄入鱼、禽、蛋、瘦肉,少吃肥肉、烟熏、腌制、加工肉制品;培养清淡饮食习惯,少吃高盐和油炸食品,控制添加糖的摄入量;提倡饮用白开水和茶水,不喝或少喝含糖饮料;食不过量,控制总能量摄入,保持能量平衡。

7. 减少室内空气污染物暴露　加强室内通风,选用安全环保装修材料,减少厨房油烟暴露。

8. 其他　加强职业防护,防止过度电离辐射和曝晒,倡导母乳喂养。

第二节　二级预防

筛查与早诊早治是癌症的二级预防方法。在表面健康的人群中,运用快速、简便的检验、检查或其他方法,将可能有病的人与可能无病的人区分开来。在特定的高风险人群中筛检癌前病变或早期癌症患者,从而对癌症进行早期发现、早期诊断和早期治疗,达到提高癌症患者生存率和生活质量的目的。但是并非人人都适合癌症筛查,为避免过度诊断和过度治疗,癌症筛查应在高危人群中开展。国际公认适宜筛查的癌种包括肺癌、结直肠癌、乳腺癌、宫颈癌。而我国高发的食管癌、胃癌、肝癌,以及广东、广西地区高发的鼻咽癌,均已列入我国正在开展的人群癌症早诊早治项目中。针对上述癌症高危人群,推荐使用的筛查方法见表 2-2-1。

表 2-2-1 推荐使用的癌症筛查方法

癌种	目前主要推荐使用的筛查方法
肺癌	低剂量螺旋 CT
食管癌 / 胃癌	上消化道内镜检查
结直肠癌	大便隐血试验、结肠镜
乳腺癌	乳腺 X 线摄影联合乳腺超声
肝癌	血清乙型肝炎表面抗原（hepatitis B surface antigen，HBsAg）、血清甲胎蛋白（alpha-fetoprotein，AFP）检测、腹部超声
宫颈癌	细胞学检查（巴氏涂片、薄层液基细胞学）、高危型 HPV DNA 检测、醋酸碘染色肉眼观察
鼻咽癌	血清 EB 病毒相关抗体检测、鼻咽纤维镜检查

另外，当身体出现以下症状时，可能是癌症发生的危险信号，应引起重视并及时到正规医疗机构进行诊治：

1. 身体浅表部位出现异常肿块。

2. 体表黑痣或疣等在短期内色泽加深或迅速增大。

3. 身体出现异常感觉，如哽咽感、疼痛等。

4. 皮肤或黏膜经久不愈的溃疡。

5. 持续性消化不良和食欲减退。

6. 大便习惯及性状改变或带血。

7. 持久性声音嘶哑、干咳、痰中带血。

8. 听力异常、鼻出血、头痛。

9. 阴道异常出血，特别是接触性出血。

10. 无痛性血尿，排尿不畅。

11. 不明原因的发热、乏力、进行性体重减轻。

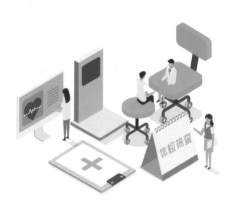

第三节 三级预防

　　癌症治疗手段主要包括手术治疗、放射治疗（放疗）、化学治疗（化疗）、靶向治疗、免疫治疗、内分泌治疗、中医治疗等，目前提倡多学科综合治疗。癌症治疗须前往正规医院，切忌有病乱投医，也不要相信偏方和虚假广告，以免延误病情，错过最佳治疗时机。此外还应保持良好的身心状态、增强自身免疫力、做好心理疏导、平衡膳食、适当锻炼、合理用药、定期复查。

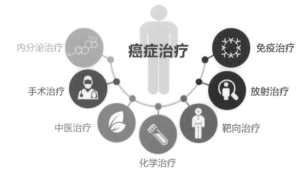

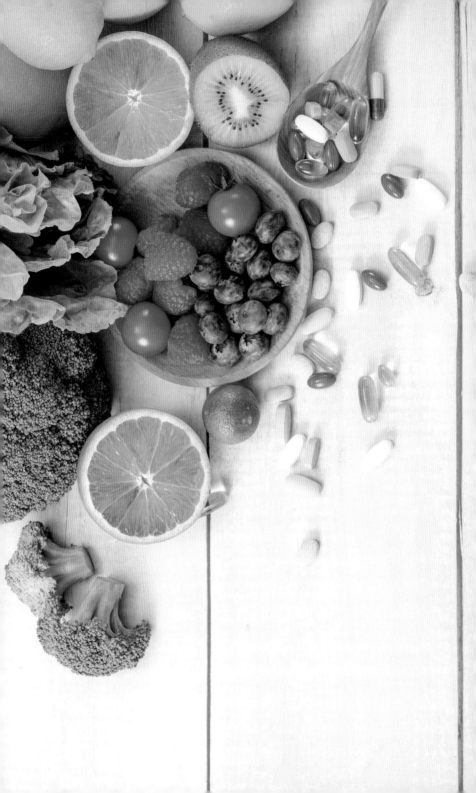

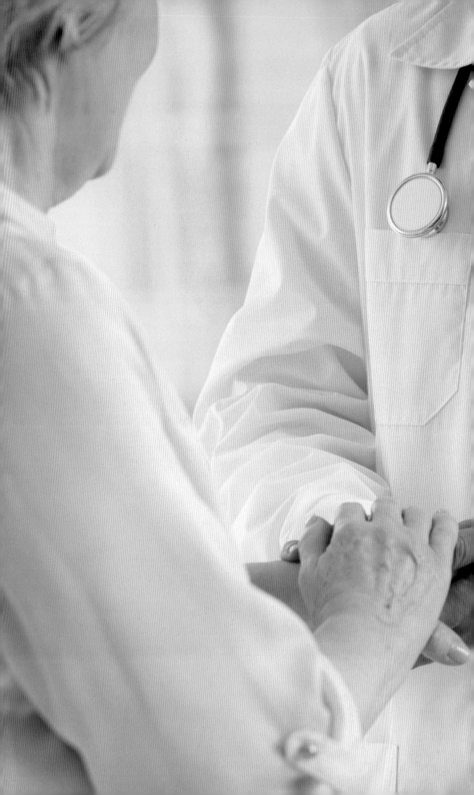

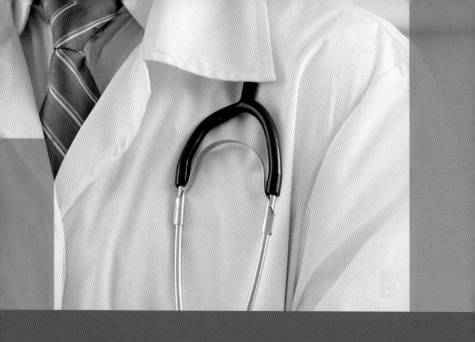

第三章

常见癌症筛查防治

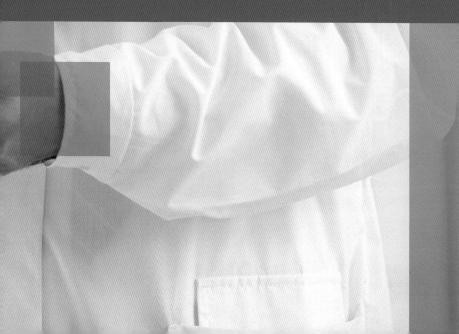

第一节　肺癌

肺癌相关知识

【定义】

肺癌又称支气管肺癌,指起源于支气管黏膜上皮或肺泡上皮的恶性肿瘤,是最常见的肺原发性恶性肿瘤。

【疾病负担】

肺癌是我国发病率和死亡率最高的癌症。2015 年,我国肺癌发病例数约为 78.7 万例,死亡例数约为 63.1 万例。男性发病和死亡均高于女性。我国肺癌 5 年总体生存率为 19.7%,Ⅰ 期肺癌的 5 年生存率为 70%～90%,Ⅱ 期肺癌的 5 年生存率为 50%～60%,Ⅲ 期肺癌的 5 年生存率为 10%～40%,而Ⅳ期肺癌的 5 年生存率在 10% 以下。我国大部分肺癌患者确诊时已处于中晚期,通过肺癌早期筛查来提高早期肺癌占比并进行早期治疗是提高肺癌患者生存率最主要的措施。

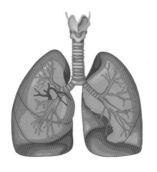 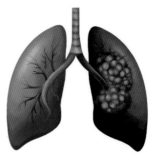

健康肺　　　　　　　肺癌示意图

【主要危险因素】

目前已知的可能导致肺癌的危险因素主要有以下几个方面：

（1）老龄化：肺癌发病风险在40岁后随年龄的上升而显著增加，男性发病风险高于女性。

（2）吸烟：吸烟是肺癌的主要危险因素，80%以上的肺癌患者有吸烟史。

（3）患有慢性肺部炎症、慢性阻塞性肺疾病及肺纤维化：国际肺癌研究协会综合17项研究后，明确提出：肺气肿、肺炎、肺结核和慢性支气管炎分别使患肺癌的危险提高了144%、57%、48%和47%。

（4）职业暴露于石棉、氡、铍、铬、镉、镍、硅、柴油废气、煤烟和煤烟灰等。上述物质均被世界卫生组织国际癌症研究机构列为Ⅰ类致癌物。

（5）室内外空气污染物暴露：室内煤炭燃烧排放物中的多环芳烃类化合物与肺癌发生存在因果关系，提示烹饪油烟暴露与我国女性肺癌的发病风险有关。

（6）肺癌家族史：研究表明，肺癌风险随着患肺癌的亲属等级和数量的增加而增加。与无家族史人群相比，有至少1名二级亲属患肺癌的人群，其肺癌发病风险提高了41%；有至少1名一级亲属患肺癌的人群，其肺癌发病风险提高了157%；而有至少3名一级亲属患肺癌的人群，其肺癌发病风险提高了324%。

【高危人群】

根据美国肺癌筛查试验(national lung screening trial, NLST)，肺癌高危人群定义为50～74岁且包含以下条件之一者：

（1）吸烟≥30包年**（包括曾经吸烟≥30包年，但戒烟不足15年者）。

（2）患有慢性阻塞性肺疾病者。

（3）有职业暴露史（石棉、氡、铍、铀、铬、镉、镍、硅、柴油废气、煤烟和煤烟灰）至少1年。

（4）被动吸烟者：一起共同生活超过20年的家人或同室工作超过20年的同事吸烟≥30包年（包括曾经吸烟≥30包年，但戒烟不足15年者）。

**吸烟包年数＝每天吸烟的包数（每包20支）×吸烟年数

【推荐预防措施】

（1）控烟：吸烟者戒烟，戒烟越早越好；不吸烟者减少二手烟环境接触。

（2）加强职业防护措施，避免危险因素暴露。

（3）避免室内外空气污染，装修建议选择绿色环保材料；开抽油烟机做菜，尽量少用爆炒、油炸的烹饪方式，多采用蒸、煮、炖等方式。

（4）对肺癌高危人群进行胸部低剂量螺旋CT（low-dose computed tomography，LDCT）筛查。

【警惕临床症状】

早期肺癌大多没有症状，随着病情的发展，可出现咳嗽、咯血、胸背部疼痛、喘憋等症状。如果发生转移，可因转移部位不同出现声音嘶哑、疼痛、呕吐等症状。

【推荐筛查方案】

采用胸部LDCT对肺癌高危人群进行筛查。LDCT检查未见明显异常者每年进行 1 次 LDCT 复查。LDCT 检查为阳性肺结节者首先要咨询肿瘤专科医生,获得最专业的临床疑诊肺结节的处理建议,进行下一步检查。推荐方案如下。

1. 确定良性的结节 包括钙化结节、含良性钙化成分的结节、炎性表现的肺结节以及错构瘤 / 结核球等(专业术语,需要专业医生、规范化的 CT 扫描来判断是否为错构瘤或结核球,有时错构瘤或结核球可以很大,例如,超过 3 厘米,但也是良性的结节,无需担心)。但要注意的是,如果受检者是肺癌高危人群,即使是肺内无肺结节,或只有确定的良性结节,也推荐每年进行 1 次 LDCT 检查。

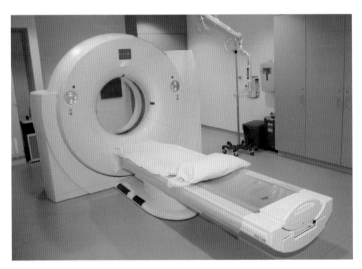

CT

2. 影像学表现有恶性征象的结节(如分叶、毛刺、胸膜牵拉等) 需要由专业医生判断征象,切记不能按照 CT 报告在某些网站"对号入座"。这种类型的结节,无论大小,均建议进入临床程序(完善各项检查,再经多学科会诊,决定进一步处理意见)。

3. 暂时不能定性的肺结节(既不能肯定是良性的,也不能除外是恶性的) 则根据大小和性质来决定处理方案,如结节大小超过 15 毫米,影像学倾向炎症,可经过正规抗感染后 CT 复查,影像学不除外恶性也可直接行 PET-CT 增加诊断信息,或进行穿刺活检鉴别良恶性及区分病理细胞类型;如结节大小在 5～15 毫米,实性或部分实性结节,可先抗感染治疗后复查或无需抗感染治疗,等待 3 个月后复查 CT;8～15 毫米的非实性结节则可等待 6～12 个月后复查;不足 5 毫米的实性和部分实性结节,或不足 8 毫米的非实性结节直接等待 12 个月后复查即可。有些患者因心情焦虑或紧张,选择短时间复查,这么做几乎没有益处,因为复查时间间隔过短则有些炎性病变还未开始吸收或变化,容易造成"无变化"的假象,误认为是癌症,短时间内复查还会造成 X 线辐射剂量暴露的增加。

切记最重要的一点,无论进行随访复查(无创)、其他影像学检查(如 PET-CT),还是穿刺、气管镜、手术等有创方法,都应遵循肿瘤专业医生的建议!

4. 肺结节的复查和确诊 一定要求进行薄层 CT 检查,增加诊断信息量。复查时,尽可能在同一家医疗单位进行 CT 扫描,以便与前一次的 CT 图像进行比较,取得更准确的随访结果信息(图 3-1-1)。

(1)对于 >15 毫米的肺内结节,抗感染治疗 5～7 天,与 LDCT 时间间隔 1 个月时复查,复查时病灶完全吸收者,应停止随诊,按计划进入下年度重复 LDCT 扫描;复查时结节部分吸收者,则应建议再间隔 3 个月后进行 LDCT 扫描,如果结节缩小或完全吸收,进入下年度重复 LDCT 扫描。

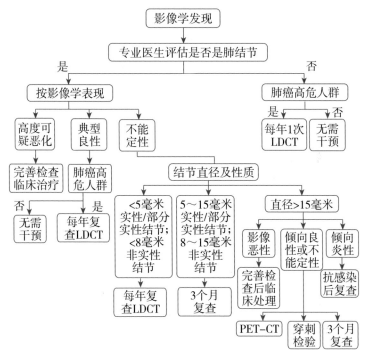

图 3-1-1　肺癌影像学筛查处理流程

LDCT.low-dose computed tomography,低剂量螺旋 CT

(2)对于 5～15 毫米的实性 / 部分实性结节及 8～15 毫米非实性结节,应建议与此次常规薄层 CT 间隔 3 个月时进行复查,结节无变化则按计划进入下年度 LDCT 扫描复查。

(3)对于 <5 毫米的实性 / 部分实性结节或 <8 毫米的非实性结节及阴性结果者,1 年后进行年度 LDCT 复查。

(4)可疑气管及支气管病变,需由有经验的胸部影像学专家对可疑病变的常规薄层 CT 表现进行分析,并根据情况进行纤维支气管镜检查。

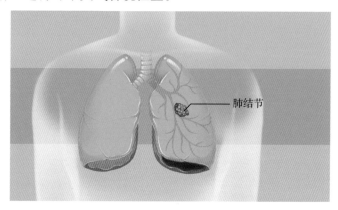

肺结节

【病理分型】

肺癌通常分为小细胞肺癌和非小细胞肺癌两大类。由于小细胞肺癌在生物学行为、治疗、预后等方面与其他类型差别巨大,因此将小细胞肺癌以外的肺癌统称为非小细胞肺癌。常见肺癌病理类型分为以下几种:

(1)鳞状细胞癌:与吸烟关系密切,男性占多数。大多起源于较大的支气管,常为中心型肺癌。分化程度不一,生长速度较缓慢,病程较长。

(2)腺癌:近年来发病率上升明显,已超越鳞癌成为最常见肺癌,发病年龄普遍低于鳞癌和小细胞肺癌,多为周围型,一般生长较慢。

(3)小细胞癌:与吸烟关系密切,患者多为老年男性,中心型多见。小细胞癌为神经内分泌起源,恶性程度高,生长快,可较早出现淋巴和血行转移。

【分期】

国际抗癌联盟按照肿瘤原发灶(T)、淋巴结转移(N)和远处转移(M)情况将肺癌加以 TNM 分期,分为隐匿性癌、0 期、Ⅰ 期、Ⅱ 期、Ⅲ 期和Ⅳ 期。目前各国采用的是第 8 版国际肺癌 TNM 分期,该分期适用于非小细胞肺癌和小细胞肺癌。若需了解更多,可进一步咨询临床专家或相关网站。

【推荐治疗方法】

肺癌患者应到正规医院按照临床诊疗规范进行治疗。对于早期非小细胞肺癌患者,应争取手术切除获得最好疗效;局部晚期患者,应采取手术、化疗、放疗、靶向治疗、免疫治疗等多种方法组合的综合治疗;远处转移患者,应以化疗、靶向治疗、免疫治疗等全身治疗为主。小细胞肺癌患者根据自身情况选择化疗、放疗、手术、免疫治疗等相组合的综合治疗。

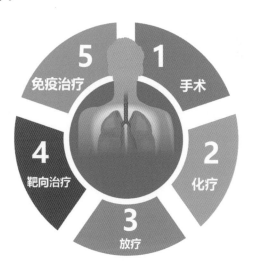

(肺癌防治问答) ••••••••••••••••••••••••••••••••••◦

1. 非吸烟女性是否不得肺癌？

否。近年来，我国肺癌新增病例中，不吸烟女性患者的比例正在大幅上升。危险因素尚未明确，研究提示可能与长期接触二手烟和室内油烟相关。

2. 为什么有的人一辈子抽烟却不得肺癌，而有的人不抽烟却得肺癌？

吸烟是肺癌的主要危险因素，但不是唯一因素，肺癌的发生受遗传、环境、生活方式等多方面影响。

3. 有家人得肺癌，我是不是很危险，我该怎么办？

相较于无肺癌家族史人群，有肺癌家族史人群的肺癌发病风险明显增加，建议定期进行胸部低剂量螺旋CT筛查。

4. 吸烟增加肺癌风险，我作为老烟民是不是只要戒烟就不容易得肺癌了？

戒烟不等于不容易得肺癌。自开始吸烟，身体就已经悄悄埋下了肺癌的隐患，并且开始吸烟的年龄越早，吸烟量越大，肺癌的发生概率越大。研究表明，即使戒烟25年后患肺癌的风险仍是不吸烟人群的3倍。但对于吸烟人群，戒烟5年后肺癌的发生风险会下降39%，且随戒烟时间继续下降，所以戒烟越早越好。

5. 普通体检能发现肺癌吗? 如何通过体检发现肺癌?

常规的普通体检多侧重于评估健康状态,对于癌症筛查缺乏专业性和精准性,虽然也能发现一些症状比较明显的癌症,但是部分癌症在早期没有明显或典型的表现,所以普通体检很容易遗漏。建议在有资质的防癌体检机构由专业人员综合评估后,确认系统的体检方案。

6. 现在推行的低剂量螺旋 CT 检查对人有害吗? 担心辐射怎么办?

辐射剂量的衡量单位是毫西弗(mSv)。低剂量螺旋CT 检查的辐射剂量约为 1.5 毫西弗,低于普通 CT 检查的辐射剂量(约为 8 毫西弗),且检查的辐射剂量处于安全范围内,对于高危人群检查的获益远高于辐射风险。

7. 肺结节就是肺癌吗? 检查出肺结节怎么办?

肺结节不等于肺癌,据报道 90% 以上的肺结节最终不是肺癌。不同性质和大小的肺结节管理方案不同,但均需通过进一步的随诊观察或临床检查确诊是否为肺癌,如细胞学检查、穿刺活检等。

8. 肺癌早诊断早治疗的关键是什么?

有效利用筛查和体检,发现肺结节后,按照医生建议和指导进行进一步的随诊和治疗。切记最重要的一点,无论进行无创随访复查、其他影像学检查(如 PET-CT),还是穿刺、气管镜、手术等有创方法,都应遵循专业医生的建议!

第二节　乳腺癌

乳腺癌相关知识

【定义】

乳腺是由皮肤、纤维组织、乳房腺体和脂肪组成的,乳腺癌是发生在乳房腺上皮组织的癌症,主要包括乳腺浸润性癌和乳腺原位癌两大类,前者又可细化为浸润性导管癌、浸润性小叶癌等组织学亚型。

【疾病负担】

2015 年,我国乳腺癌发病例数约为 30.4 万例,位居我国女性癌症发病谱首位;死亡例数约为 7.0 万例,位居我国女性癌症死亡谱第 5 位。2012—2015 年,我国女性乳腺癌患者的 5 年生存率为 82.0%(Ⅰ期达 90% 以上),显著高于其他主要癌症。因此,提高早期乳腺癌及其癌前病变的检

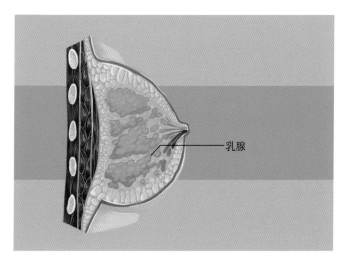

乳腺

出并进行及时有效的治疗是提高乳腺癌预后、降低乳腺癌死亡率的重要措施。

【主要危险因素】

（1）吸烟、饮酒、肥胖及缺少运动：乳腺癌发生风险随饮酒量的增加而增加，与不饮酒女性相比，女性摄入酒精每增加 10 克/天，其发生乳腺癌的风险增加 7.1%；吸烟者发病风险是不吸烟者的 1.2 倍；体重指数（BMI）≥ 30 的女性其发病风险是体重指数正常者（20～25）的 1.5 倍；而经常锻炼的女性比不锻炼女性发生乳腺癌的风险降低 10%～20%。

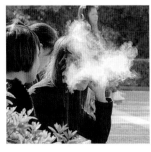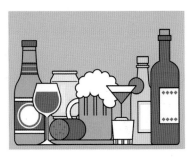

（2）月经初潮年龄过早、绝经年龄推迟：月经初潮在 11 岁前的女性患乳腺癌的风险比 15 岁之后的女性高 15%～20%，55 岁后绝经的女性患乳腺癌的风险比 45 岁及以下绝经的女性高 40%。

（3）无活产史（含从未生育、流产、死胎）或初次活产年龄较大：长期来看，与没有生育过的女性相比，有生育史的女性患乳腺癌的风险会降低 20%～25%；同时在更年轻时生育或生育更多孩子的女性，其患病风险进一步降低。

（4）无哺乳史或哺乳时间较少：研究发现，与从未哺乳的女性相比,女性每累计哺乳 12 个月,发生乳腺癌的风险降低约 4.3%。

(5)绝经后使用激素:绝经后使用激素治疗会增加患乳腺癌的风险,并且使用时间越长风险越高。

(6)乳腺密度高:乳腺致密型的女性,其乳腺癌发病风险是散在纤维腺体型(少量腺体型)女性的 2 倍。

(7)良性乳腺疾病史:一些良性乳腺疾病会增加患乳腺癌的风险,例如,患有乳腺非典型增生的女性发生乳腺癌的风险是未患增生性乳腺疾病的女性的 3.9 倍。

(8)乳腺癌、卵巢癌家族史:女性若有 1 名一级亲属患乳腺癌,其发生乳腺癌的风险是无家族史人群的 2.1 倍,若有 2 名一级亲属则增至 3.8 倍。

【高危人群】

(1)45～74 岁女性。

(2)月经初潮年龄≤ 12 岁。

(3)绝经年龄≥ 55 岁。

(4)有乳腺活检史或乳腺良性疾病手术史。

(5)一级亲属有乳腺癌史,或二级亲属 50 岁前有 2 人及以上患乳腺癌或有 2 人及以上患卵巢癌。

(6)使用雌孕激素联合的激素替代治疗半年或以上。

(7)使用雌激素替代治疗半年或以上。

(8)无哺乳史或哺乳时间短于 4 个月。

(9)无活产史(含从未生育、流产、死胎)或初次活产年龄≥ 30 岁。

【推荐预防措施】

(1)践行健康生活方式、戒烟限酒、适度运动,远离可控的高危因素。

（2）养成健康饮食、多吃蔬菜的习惯,保持健康体重。

（3）尽量选择适时生育,倡导母乳喂养。

（4）乳腺癌高危人群要定期自查、参加乳腺癌筛查体检。

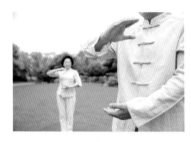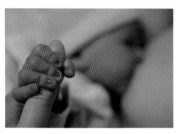

【警惕临床症状】

早期乳腺癌一般没有典型的症状和体征,不易引起女性重视,常通过体检或乳腺癌筛查发现。以下为乳腺癌的典型体征,多在癌症中晚期出现:

（1）乳腺肿块:多为单发、质硬、边缘不规则、表面欠光滑。

（2）乳头溢液:非妊娠期从乳头流出血液、浆液、乳汁、脓液。

（3）皮肤性状改变:常见的有酒窝征、橘皮样改变和皮肤卫星结节。

（4）乳头、乳晕异常:出现乳头回缩或抬高、乳晕湿疹样癌即佩吉特病。

（5）腋窝淋巴结肿大:隐匿性乳腺癌体检可能摸不到肿块,常以腋窝淋巴结肿大为首发症状。

【推荐筛查方案】

推荐采用乳腺 X 线摄影联合超声进行筛查。根据乳腺影像报告及数据系统(breast imaging reporting and data system,BI-RADS)的影像诊断结果而采取不同的处理。具体不同筛查结果的推荐方案如下(图 3-2-1)。

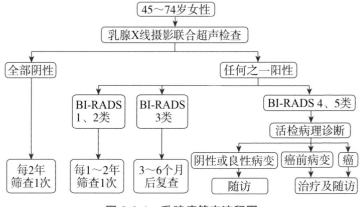

图 3-2-1 乳腺癌筛查流程图

两种筛查结果均为阴性:无需特别处理,之后参加每 2 年 1 次的常规筛查;应重视常规筛查的参加,尤其是乳腺癌高危女性。

BI-RADS 0 类:提示现有影像未能完成评价,需增加其他影像检查。

BI-RADS 1、2 类:无需特殊处理,每 1～2 年进行 1 次筛查。

BI-RADS 3 类:建议在此后 3～6 个月时对病灶侧乳腺进行乳腺 X 线摄影复查,第 12 个月与 24 个月时对双侧乳腺进行乳腺 X 线摄影复查,如果病灶保持稳定,则可继续随诊;若随诊过程中病灶有进展,应考虑活检等进一步临床确诊。

BI-RADS 4、5类:建议进行活检及病理诊断,若为阴性,进行定期随访即可;若诊断为癌前病变或癌,应尽快到正规医院进行诊治。

对于40岁以下、无明确乳腺癌高危因素或临床查体未见异常的女性,不建议首先进行乳腺X线检查。妊娠期女性通常不进行乳腺X线摄影。

【病理分型】

根据2019年世界卫生组织乳腺肿瘤分类第5版,乳腺导管原位癌的组织学类型仅包括导管原位癌;浸润性乳腺癌的组织学类型包括:无特殊类型的浸润性乳腺癌、微浸润癌、浸润性小叶癌、管状癌、筛状癌、黏液癌、黏液性囊腺癌、浸润性微乳头状癌、顶泌汗腺分化癌、化生癌。

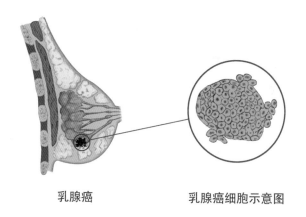

乳腺癌　　　　　　　乳腺癌细胞示意图

【分期】

按照癌症原发灶(T),淋巴结转移(N)和远处转移(M)的综合情况,与其他多数癌种一样,乳腺癌分为0期、Ⅰ期、Ⅱ期、Ⅲ期和Ⅳ期,目前多采用美国癌症联合委员会(American Joint Committee on Cancer,AJCC)制定的第8

版乳腺癌 TNM 分期。若需了解更多,可进一步咨询临床专家或相关网站。

【推荐治疗方法】

乳腺癌应采用综合治疗的原则,根据癌症的生物学行为和患者身体状况,联合运用多种治疗手段,兼顾局部治疗和全身治疗,以期提高疗效和改善患者生活质量。根据不同的乳腺癌的具体类型选择手术治疗、放射治疗、化学治疗、内分泌治疗、靶向治疗等,大致概括如下:

(1)非浸润性乳腺癌的治疗:进行手术、放射治疗、辅助内分泌治疗等。

(2)浸润性乳腺癌的治疗:进行手术、放射治疗、化学治疗、内分泌治疗、靶向治疗等。

其他治疗:术后辅助全身治疗、新辅助治疗、晚期乳腺癌解救性全身治疗、终末期乳腺癌姑息治疗、康复治疗以及乳房重建与整形等。

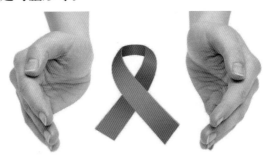

乳腺癌防治问答 ·······················○

1. 乳腺出现哪些症状需要高度警惕?

(1)出现乳腺肿块,多为单发、质硬、边缘不规则、表面欠光滑。

（2）乳头溢液。非妊娠期从乳头流出血液、浆液、乳汁、脓液。

（3）乳房皮肤出现酒窝征、橘皮样改变或皮肤卫星结节。

（4）乳头、乳晕异常，出现乳头回缩或抬高、乳晕湿疹样改变。

（5）腋窝淋巴结肿大。

2. 女性参加乳腺癌筛查的起始年龄是多少岁？

虽然有些国外指南建议 50 岁以上，但我国女性乳腺多为致密腺体。同时我国女性乳腺癌的发病高峰年龄为 45～54 岁，略比欧美国家提前，因此仍建议一般女性从 45 岁开始，有家族乳腺癌史的女性可考虑提早至 40 岁。

3. 乳腺超声检查和 X 线摄影检查应该怎么选？乳腺 X 线摄影检查可能会有辐射影响吗？

乳腺检查的手段主要是乳腺超声和乳腺 X 线。乳房的结构是脂肪中分布着很多腺体，中国年轻女性多为致密型腺体。乳腺 X 线摄影筛查能够发现原位癌，但难以穿透致密型腺体，所以 40 岁以下女性更建议做超声筛查。40～44 岁女性推荐先做超声，若阳性再做乳腺 X 线摄影。45 岁以上女性则推荐乳腺 X 线摄影联合超声的检查。此外，乳腺 X 线摄影虽然是一种 X 线照射，但照在乳房上的剂量较小，获益高于风险。

4. 我看见有一些机构提出通过乳腺按摩、乳腺"排毒"

来防癌,是否靠谱?

乳腺不是身体的代谢器官,所以它往外代谢("排毒")的可能性是非常小的,尤其是在非哺乳期。临床上也没有科学依据可以证明,通过乳腺按摩或一些简单操作,能够降低乳腺癌的发病风险。但有一部分患者是在按摩的时候,被按摩师发现有胸部肿块,然后到医院就诊,检查出乳腺癌的。其实很多时候,乳腺肿块自己也可以摸到,所以鼓励大家根据正确的方法定期做乳腺自检。

5. 有没有自查乳腺癌的方法?

有,"一看二摸"。① 看:观察乳房外观,对比双侧是否对称,皮肤是否有凹陷、颜色是否异常、有无橘皮样等改变。② 摸:站立,手指并拢平摸,按外上、外下、内下、内上、腋下顺序,仔细全面地检查是否有肿块,触摸腋窝和锁骨上窝有无肿大的淋巴结;然后压迫乳晕,看是否有液体排出。最佳自查时间是月经来潮后第 9～11 天,此时雌激素对乳腺影响较小,乳腺处于相对静止状态,容易发现病变。40岁以上的女性建议每月自查 1 次乳房,有高危因素的女性可以更早开始自查。但即使自查没有问题,也建议定期到正规医疗机构体检,避免漏诊。

6. 在日常生活中如何预防乳腺癌?

首先,预防乳腺癌要改一改不良的生活习惯,多吃蔬菜多吃鱼,少吃烧烤少喝酒,抽烟更是不可取。同时勤加运动,减少体脂。还应考虑适时生育,母乳喂养婴儿。其次,到了一定年龄,要学会乳腺自检以及定期去专业机构筛查和体检。

7. 体检时,乳腺超声报告显示有乳腺增生,这个病会不会癌变?

乳腺增生并不会直接导致乳腺癌,因此,听到"乳腺增生"的诊断不用过于紧张。乳腺增生是常见的一种症状,与激素水平的周期性变化相关,并且大多数乳腺增生会一直保持良性。但有一些增生,比如,乳腺不典型增生,可能会是一种癌前病变。这种情况只占乳腺癌的1%或更低。当然没有乳腺增生的女性也需要定期进行乳腺检查,避免耽误早期发现真正的癌症。

8. 我的外婆得过乳腺癌,我是不是也会患乳腺癌?

有一级亲属得过乳腺癌,或有2名二级亲属50岁前患乳腺癌或患卵巢癌的女性,被定义为乳腺癌高危人群;高危人群并不一定必然患乳腺癌,但需要警惕,应定期筛查体检,也可根据自身情况选择做基因检测。

第三节　胃癌

胃癌相关知识

【定义】

胃癌是起源于胃黏膜上皮细胞的恶性肿瘤,可发生于胃的各个部位,我国最常见的是胃腺癌。

【疾病负担】

2015 年,我国胃癌发病例数约为 40.3 万例,位居我国癌症发病谱第 2 位;死亡例数约为 29.1 万例,位居我国癌症死亡谱第 3 位。我国胃癌 5 年生存率约为 35%,而Ⅰ期胃癌的 5 年生存率为 70%～90%。我国大部分胃癌患者在确诊时已处于中晚期,因此早期筛查和早期治疗对于改善胃癌的预后尤为重要。

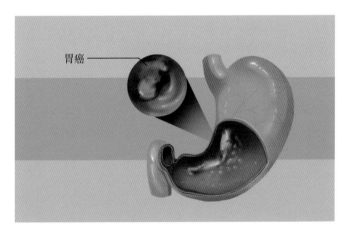

胃癌

【主要危险因素】

胃癌的病因较为复杂,目前已知危险因素主要有以下

几个方面:

(1)老龄化:年龄越大,胃癌发病风险越高。

(2)幽门螺杆菌感染。

(3)饮食:高盐饮食、烟熏煎烤炸食品,红肉及加工肉类摄入过多以及不良的饮食习惯(如长期不吃早餐、饮食不规律、吃饭速度快、暴饮暴食、吃剩饭菜等)可增加胃癌风险;同时,水果、蔬菜摄入不足也会增加胃癌风险。

(4)吸烟与饮酒。

(5)胃癌家族史。

(6)患有胃食管反流病可增加贲门癌的发病风险,慢性萎缩性胃炎是非贲门胃癌的重要危险因素。

(7)糖尿病、肥胖、精神心理社会因素、免疫因素等也可能与胃癌发生有一定关联。

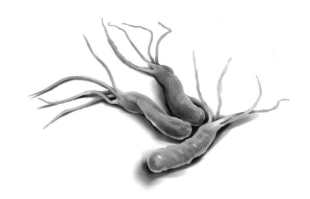

幽门螺杆菌示意图

【高危人群】

根据国际推荐和我国现行经验,将高危人群定义为:

(1)年龄 45～74 岁。

（2）幽门螺杆菌感染。

（3）一级亲属有胃癌病史。

（4）既往胃病史（胃上皮内瘤变、慢性萎缩性胃炎、胃息肉、手术后残胃、肥厚性胃炎和胃肠上皮化生）。

【推荐预防措施】

（1）降低食盐摄入，少吃腌制、烟熏、油煎食物及红肉、经加工肉类，增加蔬菜和水果摄入。

（2）吃饭不要太快，应细嚼慢咽。

（3）戒烟限酒。

（4）重视胃上皮内瘤变、慢性萎缩性胃炎、胃息肉、手术后残胃、肥厚性胃炎和胃肠上皮化生等胃部疾病，及时治疗并定期复查。

（5）幽门螺杆菌感染者应及时治疗。

（6）胃癌高危人群定期参加防癌体检和筛查。

【警惕临床症状】

早期胃癌患者多无典型症状，少数有恶心、呕吐、食欲缺乏等不典型的胃部症状，故平时要多注意胃部是否发生一些新的症状或既往症状加重的情况。进展期胃癌的常见症状是上腹部疼痛，体重减轻，呕血或便血等。

【推荐筛查方案】

对胃癌高危人群行上消化道内镜检查，内镜染色下若发现可疑病变，取活检进行病理检查。高级别上皮内瘤变患者可进行内镜下切除治疗，低分化早期胃癌及中晚期胃癌需到正规医院接受手术及放、化疗。重度萎缩性胃炎、重度肠上皮化生及低级别上皮内瘤变患者应接受定期复查。正常或良性病变者每3～5年进行重复筛查（图3-3-1）。

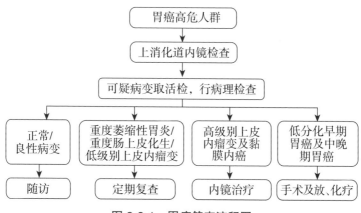

图 3-3-1 **胃癌筛查流程图**

【病理分型】

根据 2019 年版世界卫生组织公布的标准,胃癌包括腺癌、鳞状细胞癌、腺鳞癌、未分化癌、黏液表皮样癌、髓样癌伴淋巴样间质、帕内特细胞癌等。

【分期】

按照胃癌 TNM 分期法,依据肿瘤浸润深度、淋巴结转移(① T_1:侵及固有层、黏膜肌层或黏膜下层。② T_2:浸润至固有肌层。③ T_3:穿透浆膜下结缔组织而未侵犯脏腹膜或邻近结构。④ T_{4a}:侵犯浆膜;T_{4b}:侵犯邻近组织或脏器、局部淋巴结转移。⑤ N_0:无淋巴结转移;N_1:1~2 个区域淋巴结转移;N_2:3~6 个区域淋巴结转移;N_3:7 个以上区域淋巴结转移)以及远处转移情况,可将胃癌划分为 Ⅰ、Ⅱ、Ⅲ、Ⅳ期。

【推荐治疗方法】

确诊患者应到正规医院,参考临床诊疗规范进行治疗。早期胃癌患者经外科手术后预后大多较好,只有少数有淋巴结转移的早期胃癌患者需要接受辅助化疗,中晚期胃癌治疗效果和预后较差。Ⅰ期胃癌以根治手术切除为主,一般不主张辅助治疗。Ⅱ及Ⅲ期胃癌以根治性手术切除为主,术后采取化疗、放疗、分子靶向治疗、中医中药等综合治疗措施。Ⅳ期胃癌以非手术治疗为主。

胃癌防治问答

1. 哪些人是胃癌的高危人群?

胃癌的高危人群主要符合以下一条或多条特征:年龄大于45岁;幽门螺杆菌感染;高盐饮食;不良饮食习惯;经常吸烟饮酒;一级亲属有胃癌病史;既往胃病史(胃上皮内瘤变、慢性萎缩性胃炎、胃息肉、手术后残胃、肥厚性胃炎和胃肠上皮化生)。

2. 饮食习惯与胃癌发生有关吗?

有些饮食习惯会增加患胃癌的风险:比如高盐饮食,常吃烟熏煎烤炸食品、红肉及加工肉类,长期不吃早餐,饮食不规律,吃饭速度快,暴饮暴食,吃剩饭菜,水果蔬菜摄入不足等。另外吸烟与饮酒也会增加患胃癌的风险。

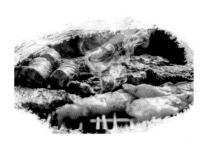
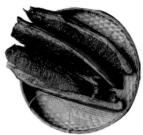

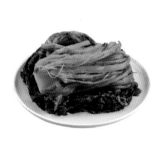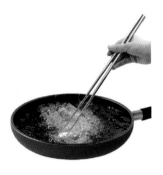

3. 早期胃癌有哪些症状?

早期胃癌局限于胃的黏膜及黏膜下层,它的早期症状可能仅仅是腹部不适、食欲不佳等,极易同胃炎、胃溃疡等胃部常见疾病混淆。为了早期发现胃癌,我们更应关注胃癌的高危人群,若高危人群出现了胃部不适的症状,要尽早就医诊治。

4. 幽门螺杆菌感染与胃癌有关吗? 感染后一定要根除吗?

顾名思义,幽门螺杆菌寄生于幽门部位,能够耐酸性,在胃黏膜中繁殖,进而引起胃炎,促使胃癌发生。《第五次全国幽门螺杆菌感染处理共识报告》也强调根除幽门螺杆菌对预防胃癌的重要性。故需要清除幽门螺杆菌感染,这是降低胃癌发病率的重要手段。

5. 为什么多数胃癌患者确诊时都为晚期?

胃癌初期一般没有特异性症状,极易同胃炎、胃溃疡等胃部常见疾病混淆而导致患者不能及时就诊,当出现呕血、明显的体重减轻等严重的症状时才去做胃镜就可能已经是晚期了。所以要重视胃癌的早期筛查,只有早发现,才能早诊断、早治疗，获得满意的疗效。

6. 是否应该参加胃癌筛查？如何筛查？

通过胃癌筛查可发现早期病变，实现早发现、早治疗，大幅提高患者生存率，甚至完全治愈。对具有幽门螺杆菌感染等情况的胃癌高危人群行上消化道内镜检查，内镜染色下若发现可疑病变，取活体组织进行病理检查。早期胃癌患者治疗的 5 年生存率可达 90%，应及时接受治疗以免贻误最佳时机。

7. 听说胃镜检查很难受，一定要做吗？

胃镜检查一般不会产生疼痛，大部分不适体现在恶心和呼气困难。而只有做了胃镜，才能够让医生直观地观察到胃黏膜的改变，对可疑病变进行病理活检，从而做出准确的诊断。如果无法忍受，可采用无痛胃镜，即在轻度麻醉下完成检查。

8. 为什么男性更容易患胃癌？

男性胃癌的发病率远远高于女性，是女性发病率的 2 倍多，这与其不良的生活习惯有关。男性易长期吸烟、酗酒，饮食不规律，水果蔬菜摄入不足等，这都是胃癌发生的诱因。

9. 胃癌是老年病，年轻人不会得，对吗？

不对。随着年龄的增加胃癌的发病率升高，但胃癌可以发生在任何年龄阶段。近年发现年轻胃癌患者数量有增加的趋势，并且年轻胃癌患者往往恶性程度高、预后差。所以年轻人，尤其是具有胃癌家族史、患有胃部慢性疾病、生活习惯和饮食习惯不规律、工作与心理压力较大的群体，一定要关注自己胃部不适症状，及时就医。

10. 胃癌患者术后饮食应注意什么？

胃癌患者术后饮食调理应遵循细嚼慢咽、少食多餐、清淡饮食、戒烟戒酒的原则。患者胃部行切除术后，胃部容量缩小，胃酸大量减少从而影响对铁的吸收，故饮食应适当补充一些含铁量高的食品，比如动物肝脏、肾脏、心脏、海带、紫菜、黄豆、菠菜等。饮食应当以清淡为主，以蛋类、鱼类、牛奶、蔬菜等富含高蛋白质、高维生素的食物为主，限制刺激性食物，禁烟酒。患者要少食多餐，逐步恢复正常饮食规律。

为什么不少吃盐呢？

第四节　结直肠癌

结直肠癌相关知识

【定义】

结直肠癌又称为大肠癌,是指大肠上皮来源的癌症,包括结肠癌与直肠癌,病理类型以腺癌最为常见,极少数为鳞状细胞癌。在我国,以直肠癌最为常见,其次是结肠(乙状结肠、盲肠、升结肠、降结肠及横结肠)癌。

【疾病负担】

2015 年,我国结直肠癌发病例数约为 38.8 万例,位居我国癌症发病谱的第 3 位;死亡例数约为 18.7 万例,位居我国癌症死亡谱第 5 位。结直肠癌的生存率与诊断时的临床病理分期有着很大的关联。近年来,我国的结直肠癌总体 5 年生存率有了很大提高,结肠癌 5 年生存率为 57.6%,直肠癌 5 年生存率为 56.9%,其中 I 期结直肠癌患者的 5

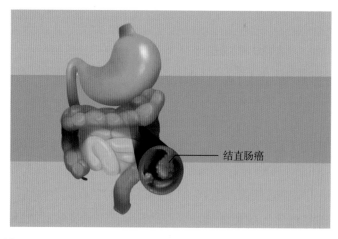

结直肠癌

年生存率能够达到 90% 以上，Ⅱ / Ⅲ 期为 70% 左右，而Ⅳ期不到 15%。因此，结直肠癌的早发现、早诊断、早治疗是改善结直肠癌预后的有效措施。

【主要危险因素】

（1）结直肠癌的发病风险随着年龄的增长而显著增加，超过 90% 的结直肠癌患者发病年龄 ≥ 50 岁。

（2）男性结直肠癌发病风险高于女性。

（3）直系亲属有结直肠癌家族史者发病风险增高。研究表明有 1 个以上一级亲属有结直肠癌者，其风险较无家族史人群增加 2.1 倍。

（4）不良的生活习惯（如高脂饮食、吸烟、酗酒、缺乏锻炼等）及肥胖会增加结直肠癌发病风险。例如，肥胖可使结直肠癌发病风险增加 1.3 倍；每天吸烟 >40 支可增加 1.4 倍；过度饮酒（≥ 50 克酒精 / 天）可增加 1.5 倍。

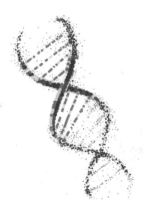

（5）2 型糖尿病患者结直肠癌发病风险增高，研究表明，糖尿病不仅使结直肠癌发病风险增加 1.3 倍，还会使结直肠癌相关死亡率增加 1.2 倍。

（6）全谷物和膳食纤维摄入不足、大量食用加工肉类会增加结直肠癌发病风险。每天摄入大于 100 克红肉或大于 50 克加工肉都会使结直肠癌发病风险增加 1.2 倍。

（7）患有炎症性肠病者（溃疡性结肠炎、克罗恩病等）罹患结直肠癌的风险增高。研究表明，溃疡性结肠炎可使

14年内的结直肠癌发病风险增加2.4倍。

（8）患有家族性腺瘤性息肉病、林奇综合征者结直肠癌发病风险增高。遗传因素占所有结直肠癌发病因素的3%～5%。

【高危人群】

（1）男性。

（2）年龄≥45岁。

（3）吸烟者（包括已戒烟者）。

（4）体重指数≥24。

（5）结直肠息肉史。

（6）一级亲属结直肠癌家族史。

（7）患有家族性腺瘤性息肉病、林奇综合征。

【推荐预防措施】

（1）运动可有效减少结直肠癌的发生，坚持体育锻炼，避免肥胖。

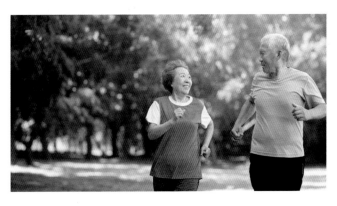

（2）健康膳食，增加粗纤维、新鲜水果摄入，避免高脂饮食。

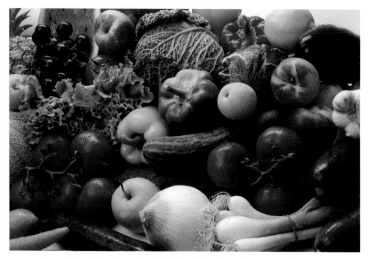

（3）戒烟限酒，避免其对消化道长期的炎性刺激。

（4）高危人群参加定期防癌体检。

【警惕临床症状】

结直肠癌的警惕症状包括：消化道出血（黑便、便血等）、消瘦、腹泻、腹部肿块、排便习惯改变等。但是，早期结直肠癌的临床症状并不明显，且除腹部肿块外，其余症状对于结直肠癌诊断的特异性差。因此目前普遍认为，有无上述症状并不能作为是否接受结直肠癌筛查的决定因素。

【推荐筛查方案】

优先推荐结直肠癌高危人群参加结直肠癌筛查。具体筛查技术和方案如下（图3-4-1）：

（1）结肠镜检查：每5～10年1次。结肠镜是结直肠癌筛查的"金标准"，可对镜下可疑病变进行活检并进行病理检查以明确诊断。诊断为结直肠癌前病变或结直肠癌者，应到正规医院按照临床诊疗规范进行治疗。值得注意的是，完成治疗后的受检者仍需遵照医生建议到医院定期复查。

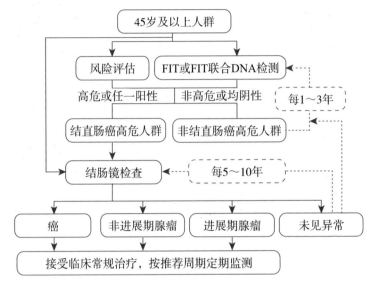

图 3-4-1　结直肠癌筛查流程图

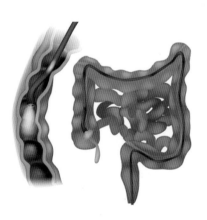

结肠镜检查示意图

（2）免疫法粪隐血检测（faecal immunochemical test，FIT）：每 1～2 年检查 1 次。检测结果阳性者需进一步接受诊断性结肠镜检查。

（3）FIT-DNA检测：实验室检测粪便样本中结直肠癌相关基因突变，每3年1次。检测结果阳性者需进一步接受诊断性结肠镜检查。

（4）CT仿真结肠镜：每5年1次。受检者若拒绝或因自身条件无法进行结肠镜检查，可考虑接受CT仿真结肠镜检查。CT仿真结肠镜检查结果异常者需接受进一步诊断性结肠镜检查。

【病理分型】

结直肠癌的组织学分型包括：腺癌，非特殊型；腺癌，特殊型，包括黏液腺癌、印戒细胞癌、锯齿状腺癌、微乳头状腺癌、髓样癌、筛状粉刺型腺癌；腺鳞癌；鳞癌；梭形细胞癌/肉瘤样癌；未分化癌；其他特殊类型；癌，不能确定型。

【分期】

结直肠癌大体分为5期。①0期：即原位癌，癌组织局限于上皮内或侵犯黏膜固有层，未穿透肌层；②Ⅰ期：癌组织侵犯黏膜下层或固有肌层，未有区域淋巴结转移；③Ⅱ期：癌组织穿透固有肌层达到浆膜下层，或侵犯无腹膜覆盖的结直肠旁组织，或穿透腹膜脏层，直接侵犯或粘连于其他器官或结构，未有区域淋巴结转移；④Ⅲ期：已经有区域淋巴结转移；⑤Ⅳ期：已经远处转移至单个器官或部位。

【推荐治疗方法】

一旦确诊应到正规医院，参考临床诊疗规范进行治疗。结直肠癌的治疗方法主要包括：手术治疗、化学治疗、靶向治疗及放射治疗。根据患者的自身状况和癌症的临床病理分期等因素决定治疗措施。

合理应用现有的治疗手段,以求最大限度地根治癌症,保护脏器功能和改善患者的生活质量。

结直肠癌问答 ·································○

1. 如何预防结直肠癌?

(1)坚持体育锻炼,如慢跑、快走等有氧运动,增加自身抵抗力,避免肥胖。

(2)健康膳食,增加粗纤维、新鲜水果等一些富含高膳食纤维的食物摄入,避免高脂饮食,促进肠道蠕动,保持大便通畅。

中国居民平衡膳食宝塔（2016）

中国营养学会
Chinese Nutrition Society

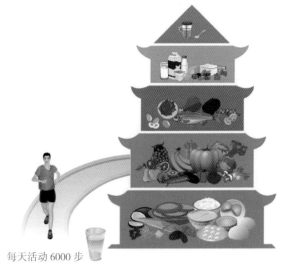

盐	<6 克
油	25~30 克
奶及奶制品	300 克
大豆及坚果类	25~35 克
畜禽肉	40~75 克
水产品	40~75 克
蛋类	40~50 克
蔬菜类	300~500 克
水果类	200~350 克
谷薯类	250~400 克
全谷物和杂豆	50~150 克
薯类	50~100 克
水	1500~1700 毫升

每天活动 6000 步

（3）戒烟限酒，避免其对消化道长期的炎性刺激。

（4）高危人群参加定期防癌体检。

2. 出现哪些身体症状需要警惕结直肠癌的发生？

结直肠癌的警惕症状包括：消化道出血（黑便、便血等）、消瘦、腹泻、腹部肿块、排便习惯改变等。出现上述症状须及时就医，排除结直肠癌发病可能。

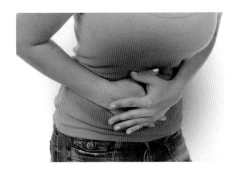

3. 无症状人群是否需要接受结直肠癌筛查？

结直肠癌病程发展缓慢，且早期症状不明显。因此无症状人群若存在结直肠癌相关高危因素，也需要定期接受结直肠癌筛查。结直肠癌相关高危因素包括：① 年龄 ≥ 45 岁；② 男性；③ 吸烟者（包括已戒烟者）；④ 体重指数 ≥ 24；⑤ 结直肠息肉史；⑥ 一级亲属结直肠癌家族史；⑦ 患有家族性腺瘤性息肉病、林奇综合征。

4. 是否有简单的方法判断自己是否属于结直肠癌高危人群?

目前已经有多种快速、简便的结直肠癌筛查方法,普通民众在家便可完成。例如,结直肠癌风险评估问卷是常用的高危人群快速筛查方法,根据受检者是否存在结直肠癌相关高危因素来筛选高危人群,具有重要临床意义。另外,免疫法粪隐血检测是另一种广泛应用的结直肠癌筛查手段,它可以通过检测粪便中是否存在肉眼不可见的隐血来筛选高危人群。其操作简便,结果较为可靠,对结直肠癌检测的灵敏度达 80% 以上。

5. 结直肠癌筛查是不是就等于结肠镜检查?

并不完全一样。目前有多种结直肠癌筛查技术,分为非侵入性和侵入性两种。常用的非侵入性结直肠癌筛查技术有免疫法粪隐血检测(FIT)、多靶点粪便 DNA 检测、CT 仿真结肠镜等;侵入性检查主要为结肠镜检查。如果结直肠癌筛查参与者畏惧结肠镜检查,可先选择一种非侵入性筛查技术作为初筛,一旦初筛结果为阳性,需进一步完成诊断性结肠镜检查。

6. 免疫粪隐血检测和结肠镜比较,哪一种筛查方法更好?

研究表明,尽管单次免疫法粪隐血检测筛查的效果低于单次结肠镜,但是连续多次免疫法粪隐血检测筛查的效果可达到与单次结肠镜相同水平。

7.1 次免疫法粪隐血检测检查结果是阴性,以后是否还有必要再做?

免疫法粪隐血检测结果阴性后,受检者仍需坚持每1～2 年接受免疫法粪隐血检测检查。由于结直肠癌间歇性出血的特点,因此不是每次出血都能被免疫法粪隐血检测检测出来。另外,癌前病变的出血较少,免疫法粪隐血检测对其诊断效能较差。因此,坚持定期免疫法粪隐血检测筛查可降低结直肠癌的漏诊率,最大限度提高筛查效果。

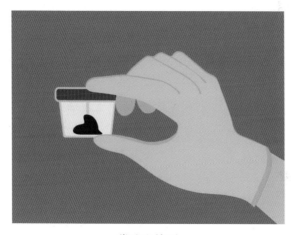

粪隐血检测

8. 免疫法粪隐血检测操作时有哪些注意事项?

不同厂家生产的免疫法粪隐血检测产品的使用要求大同小异,具体为:

(1)避开经期、痔疮出血时期检测。

(2)为了避免粪便标本被污染,粪便排在无水处或用专门容器盛接。

(3)一定要在粪便标本表面和深处,挑取带有黏液及血丝便,多部位采集足量粪便,尽可能提高检出便中血液的概率。

（4）采便完成后,按免疫法粪隐血检测产品说明书的要求读取检测结果。

9. 对于结肠镜检查未发现可疑病变者,多久后再次接受复查？

对于镜下未发现可疑病变的健康人,可选择5～10年后再次接受结肠镜检查。

10. 结肠镜检查镜下完成结肠息肉、腺瘤切除后,多久随访1次？

治愈性切除后6个月和12个月各复查1次结肠镜,此后根据息肉/腺瘤复发风险,每1～3年复查1次结肠镜,并接受肿瘤标志物和相关影像学检查。

第五节　肝癌

肝癌相关知识

【定义】

肝癌即肝脏恶性肿瘤,可分为原发性和继发性两大类。原发性肝脏恶性肿瘤起源于肝脏的上皮,称为原发性肝癌,是我国高发的、危害极大的恶性肿瘤。继发性或转移性肝癌是指身体其他多器官起源的恶性肿瘤扩散或转移至肝脏,一般多见于胃、卵巢、子宫、肺、乳腺等器官恶性肿瘤的肝转移。

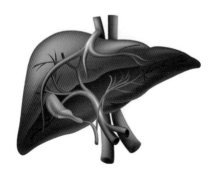

正常肝脏

【疾病负担】

2015 年,我国肝癌发病例数约为 37.0 万例,位居我国癌症发病谱第 4 位,死亡例数约为 32.6 万例,位居我国癌症死亡谱第 2 位。我国肝癌的 5 年总体生存率约为 12%,有研究表明不同肝癌分期的 5 年生存率差异显著,Ⅰ 期约为 65%,Ⅱ 期约为 50%,Ⅲ 期约为 30%,Ⅳ 期则不足 10%。由此可见,早发现、早诊断、早治疗是提高肝癌生存和预后的关键环节和重要措施。

【主要危险因素】

（1）乙型肝炎病毒（HBV）和丙型肝炎病毒（HCV）慢性感染是引发肝癌的最主要因素。

（2）食用被黄曲霉毒素污染的花生、玉米等食物。

（3）饮酒与吸烟。

（4）肥胖与代谢综合征。

（5）患有肝硬化。

（6）恶性肿瘤家族史。

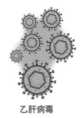

乙肝病毒

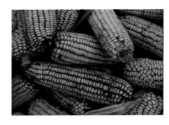

【高危人群】

男性 45～74 岁，女性 50～74 岁，符合以下任一条件者，列为肝癌高危人群：

（1）乙型肝炎病毒表面抗原（HBsAg）阳性。

（2）丙型肝炎病毒（HCV）感染史。

（3）肝硬化病史。

（4）一级或二级亲属有肝癌史。

【推荐预防措施】

（1）接种乙肝疫苗，对已经感染者，可进行抗病毒治疗。

（2）戒烟限酒、保持健康的体重。

（3）及时治疗和控制代谢性疾病。

（4）不要吃发霉的食物，如发霉的花生、玉米等，避免黄曲霉毒素暴露。

（5）高危人群应定期参加体检。

【警惕临床症状】

疾病早期通常无明显典型症状，可能会有食欲减退、腹胀、恶心、呕吐、腹泻等缺乏特异性的消化道症状。进展后，典型症状有右上腹或中上腹持续性隐痛、胀痛或刺痛，有明显的食欲减退、腹胀、恶心、呕吐、腹泻、发热 37.5～38.0℃（服用抗生素无效，需使用吲哚美辛退热）、黄疸、腹水等。

【推荐筛查方案】

建议高危人群进行血清甲胎蛋白（AFP）检测以及腹部超声检查。根据 AFP 及超声检查综合结果确定诊断、治疗及复查方案。具体推荐方案如下（图 3-5-1）：

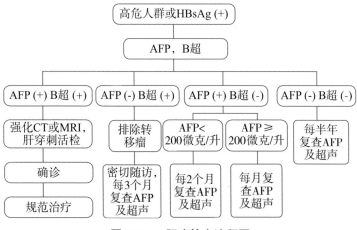

图 3-5-1　肝癌筛查流程图

AFP 阳性，超声异常：建议行肝脏强化 CT 或 MRI，或行肝穿刺活检。如临床确诊，到正规医院接受正规治疗，如无法明确诊断,可超声密切随访,建议每 2～3 个月 1 次。

AFP 阴性,超声异常:应先排除转移瘤;密切随访,每 3 个月复查 1 次 AFP 及超声;必要时做其他影像学检查或相关实验室检查,以明确诊断。

AFP 阳性,超声正常:AFP 异常但 <200 微克/升(μg/L)者,每 2 个月复查 1 次 AFP 及超声;AFP ≥ 200 微克/升者,每月复查 1 次 AFP 及超声,直至做出肝癌临床诊断或排除。

AFP 阴性,超声正常:每半年复查 1 次 AFP 和超声检查。

【疾病类型】

肝癌通常分为原发性肝癌和继发性肝癌。原发性肝癌主要包括肝细胞癌、肝内胆管细胞癌和混合型肝癌,其中肝细胞癌占 85% 以上。与原发性肝癌相比,继发性肝癌更常见,在我国继发性肝癌发病率为原发性肝癌发病率的 2～4 倍。

肝癌的病理形态:巨块型、结节型和弥漫型。

肝癌大小:微小肝癌(直径 ≤ 2 厘米)、小肝癌(直径 > 2 厘米,≤ 5 厘米)、大肝癌(直径 >5 厘米,≤ 10 厘米)和巨大肝癌(直径 >10 厘米)

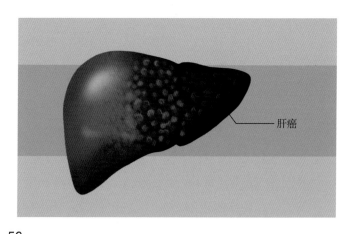

肝癌

肝癌的生长方式:浸润型、膨胀型、浸润膨胀混合型和弥漫型。

肝癌分化:Ⅰ级为高度分化,Ⅱ、Ⅲ级为中度分化,Ⅳ级为低度分化。

【推荐治疗方法】

经病理确诊为原位癌者,应进行手术切除。不能手术者应根据临床病理分期和自身情况采取相应的治疗方案,具体治疗方法包括放疗、化疗、辅助治疗及姑息疗法。

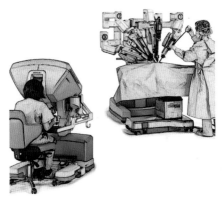

达芬奇机器人手术

肝癌防治问答 ·······················○

1. 年轻人会罹患肝癌吗?

会的。肝癌的发生覆盖各个年龄段,其中年龄 >40 岁的男性罹患肝癌风险更大。

2. 什么样的人容易得肝癌？

近年来，我国肝癌新增病例中，城市地区和农村地区发病比例相当。曾经有乙型肝炎病毒表面抗原（HBsAg）阳性、感染过丙型肝炎病毒（HCV）、患过肝硬化或者有一级或二级亲属患肝癌的人群较普通人群发病风险高。

3. 有乙肝和丙肝史，就一定会转化成肝癌吗？

不一定。乙肝相关原发性肝癌发生的病毒学因素包括，乙型肝炎病毒 DNA 水平、HBeAg 持续阳性时间、病毒基因型、基因变异等。慢性乙型肝炎一旦发生肝硬化，则肝癌发病率升高。丙肝如果接受病毒基因检测后，发现由 *HCV1b* 基因型引起，则肝癌发病率较高。

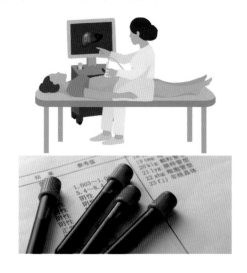

4. 有家人得肝癌，我是不是很危险，我该怎么办？

相较于无肝癌家族史人群，有肝癌家族史人群肝癌发病风险会有所增加。如也满足其他肝癌高危条件，建议进行定期筛查体检。

5. 发霉的食物都会导致肝癌吗?

研究表明,黄曲霉毒素是诱发肝癌的危险因素之一。应尽量避免食用发霉的花生、玉米、大米等食物。

6. 酒精伤肝,经常饮酒会引起肝癌吗?

酒精性肝炎与肝癌的发生是密切相关的,过量饮酒会导致酒精性脂肪肝→酒精性肝炎→肝硬化,10%～30% 的酒精性肝硬化将来会发展为肝癌。

7. 良好的生活习惯可以预防肝癌吗?

肥胖和吸烟是原发性肝癌的危险因素。因此,戒烟及控制体重可以降低肝癌发病风险。

8. 普通体检能发现肝癌吗? 普通人怎么选择体检套餐发现肝癌?

普通健康体检由于检查手段的限制,不易发现肝癌。建议在有资质的防癌体检机构由专业人员综合评估后确认体检方案,肝癌筛查通常包括血清甲胎蛋白(AFP)检测以及腹部超声检查。

9. 多久进行 1 次体检合适?

对于肝癌高危人群,需每半年做 1 次定期检查(如 AFP 联合腹部超声检查);而对于正常人群,包括没有肝炎背景的人群仍需要每年进行 1 次健康体检。

10. 有些医院推荐 CT 和 MRI,价格较贵且具有辐射风险,需要接受此类检查吗?

对于肝脏超声和血清甲胎蛋白筛查异常者,建议接受动态增强 CT 或多模态 MRI,这也是肝癌筛查首选的影像学检查方法。

第六节　食管癌

食管癌相关知识

【定义】

食管癌是来源于食管黏膜上皮细胞的恶性肿瘤,主要有鳞状细胞癌与腺癌两种组织学类型,我国以鳞状细胞癌为主。

【疾病负担】

2015 年,我国每年食管癌发病例数约为 24.6 万例,位居我国癌症发病谱第 6 位;死亡例数约为 18.8 万例,位居我国癌症死亡谱第 4 位。食管癌标化发病率在人群中差异明显,农村人群约为城市人群的 2.1 倍。食管癌5 年生存率约为 30%,而Ⅰ期食管癌的 5 年生存率可达70%～90%,因此,早期筛查和早期治疗对于改善食管癌的生存和预后尤为重要。

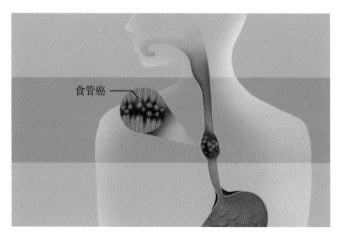

食管癌

【主要危险因素】

食管癌的病因较为复杂,目前已知的危险因素主要有以下几个方面:

(1)老龄化:年龄越大,食管癌发病风险越高。

(2)饮食:长期食用腌制、油炸、红肉类和受到真菌污染的食品,食物粗糙,进食过烫等习惯可增加食管癌风险。

(3)营养:水果、蔬菜摄入不足,维生素(维生素 A、维生素 B_2、维生素 C、维生素 E、叶酸等)、锌、硒、钼等微量营养素缺乏会增加食管癌发病风险。

(4)长期吸烟与饮酒、口腔卫生不良、肥胖等是食管癌发生的危险因素。

(5)胃食管反流病、食管裂孔疝等疾病与食管癌的发生有一定关联。

(6)食管癌家族史:在遗传与环境双重因素作用下,食管癌的发生具有较明显的家族倾向性。

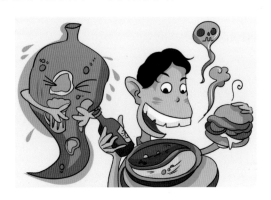

【高危人群】

根据国际推荐和我国经验,将高危人群定义为:

(1)年龄 45 ～ 74 岁。

（2）一级亲属有食管癌病史。

（3）食管上皮内瘤变病史。

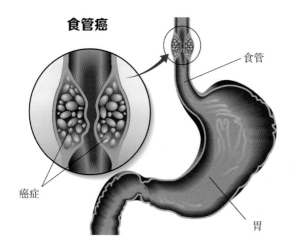

食管癌

食管

癌症

胃

【推荐预防措施】

（1）少吃腌制食品、红肉类食品、加工肉类及油炸食品。

（2）合理饮食，营养平衡，多吃新鲜水果蔬菜，不吃霉变食品。

（3）戒烟限酒，避免烫饮、烫食。

（4）定期查体，高危人群定期参加食管癌筛查。

【警惕临床症状】

食管癌早期可出现吞咽时胸骨后灼烧感或针刺样轻微疼痛，食物通过缓慢或有滞留感、轻度哽噎感，胸骨后闷胀、咽部干燥发紧等不典型症状，早期症状时轻时重，持续时间长短不一，容易被忽略。中晚期食管癌的典型症状是进行性吞咽困难，由不能咽下固体食物发展至液体食物也不能下咽。

【推荐筛查方案】

对食管癌高危人群行上消化道内镜检查,内镜染色下若发现可疑病变,取活体组织进行病理检查。高级别上皮内瘤变及以上病变患者需到正规医院接受干预治疗,低级别上皮内瘤变者每 3 年至少随访 1 次,正常或良性病变者每 3～5 年进行重复筛查。高级别上皮内瘤变和黏膜内癌患者接受内镜治疗。食管癌筛查流程见图 3-6-1。

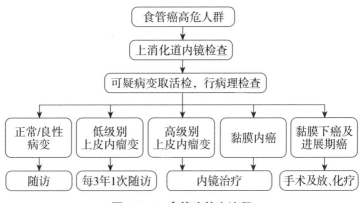

图 3-6-1 食管癌筛查流程

【病理分型】

根据 2019 年版世界卫生组织公布的标准,食管癌组织病理类型包括鳞状细胞癌、腺癌、腺鳞癌、腺样囊性癌、黏液表皮样癌和未分化癌。我国常见的食管癌病理类型是鳞状细胞癌。

【分期】

按照食管癌 TNM 分期法,依据肿瘤浸润深度(T_1:肿瘤侵及黏膜固有层、黏膜肌层或黏膜下层;T_2:肿瘤侵及固有肌层;T_3:肿瘤侵及食管纤维膜;T_4:肿瘤侵及邻近结构)、局部淋巴结转移(N_0:无区域淋巴结转移;N_1:1～2个区域淋巴结转移;N_2:3～6个区域淋巴结转移;N_3:7个及以上区域淋巴结转移)以及远处转移情况(M_0:无远处转移;M_1:有远处转移),可将食管癌划分为Ⅰ、Ⅱ、Ⅲ、Ⅳ期。早期食管癌(Ⅰ期)指病灶局限于黏膜层和黏膜下浅层,不伴淋巴结转移;中晚期食管癌(Ⅱ～Ⅳ期)指癌组织逐渐累及食管全周、突入腔内或穿透管壁侵犯邻近器官。

【推荐治疗方法】

早期食管癌可在内镜下进行切除治疗,具有创伤小、并发症少、恢复快、费用低等优点,可作为符合条件的早期食管癌首选的治疗方式。原则上,无淋巴结转移或淋巴结转移风险极低、残留和复发风险低的病变(如黏膜内癌)均适合进行内镜下切除治疗。不适合内镜下切除者(如黏膜下癌),进行外科食管癌根治手术。中晚期食管癌患者可根据病情采取手术、放疗、化疗等综合治疗措施。

食管癌防治问答 ··○

1. 哪些人是食管癌的高危人群?

食管癌的高危人群主要包括:年龄45岁以上;经常吸烟、饮酒;具有不良饮食习惯;有食管上皮内瘤变病史;一级亲属有食管癌病史。

2. 饮食习惯与食管癌的发生有关吗?

有些饮食习惯可增加患食管癌的风险,例如,常吃腌制食品、红肉类食品、油炸食品,喜烫饮、烫食,水果、蔬菜摄入不足等。另外,经常饮酒和食用受到真菌污染的食物也会增加食管癌患病风险。

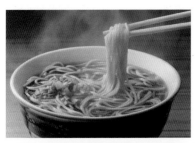

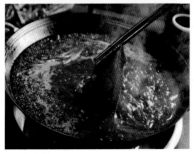

长期吃烫食是食管癌的危险因素之一

3. 早期食管癌有哪些症状?

早期食管癌局限于食管的黏膜层或黏膜下层,在发病初期并无特异性的临床症状或无任何症状。为了早期发现食管癌,必须熟悉食管癌的早期症状,并不失时机地进行相应的辅助检查,以进一步明确诊断。食管癌的早期表现包括:① 食管内异物感;② 食物通过缓慢和停滞感;③ 胸骨后疼痛、闷胀不适或咽下痛;④ 咽部干燥与紧缩感;⑤ 剑突下或上腹部疼痛。

4. 为什么多数食管癌患者确诊时都为晚期？

食管癌的发生没有特异性症状，当黏膜发生病变且病灶侵犯了 2/3 食管时，才会出现吞咽困难，因此约 90% 的患者确诊时已是晚期。所以要重视食管癌的早期临床表现，只有早期发现，才能早期治疗，获得满意的疗效。

5. 为什么男性更容易患食管癌？

临床上，食管癌患者大多数是男性。男性更容易患食管癌的重要原因是长期吸烟、酗酒、偏食、蔬菜水果摄入少等，这些不良生活饮食习惯是食管癌发生的重要诱因。

6. 是否应该参加食管癌筛查？如何筛查？

通过食管癌筛查可发现早期病变，实现早发现、早治疗，从而大幅提高患者生存率，甚至达到完全治愈的目的。食管癌筛查方法是对食管癌高危人群行上消化道内镜检查，内镜下染色若发现可疑病变，即取活体组织进行病理检查。早期食管癌患者治疗的 5 年生存率较高，一旦发现应及时接受治疗，以免贻误最佳时机。

7. 如何早期发现食管癌？

单靠常规体检是无法发现食管癌的。对于高危人群，在 40 岁以后出现不典型的临床表现者，要每年定期接受有针对性的检查。建议食管癌高发地区人群，出现吞咽不适者，或者年满 40 岁、三代以内直系亲属中有食管癌患者的人群，应及时到医院进行内镜检查以排除癌症的可能。

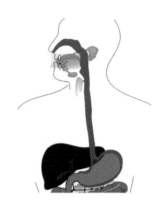

8.声音嘶哑是食管癌的信号吗?

迷走神经发出的喉返神经分布于喉部的肌肉,参与支配正常发声。任何原因引起的喉返神经损伤都可以引起声音嘶哑。一旦发现声音嘶哑,一定要到医院就诊,明确嘶哑的原因。食管癌病变本身以及转移的淋巴结都可以直接侵犯或者压迫喉返神经,引起声音嘶哑。所以出现了声音嘶哑,要考虑到食管癌的可能,并完善相关检查,发现可能的病变。

9.胸部疼痛与食管癌有关吗?

食管癌除了进食梗阻特异性症状以外,还可能有胸痛、反酸、恶心呕吐等不典型症状,这些不典型症状时有时无,时轻时重,容易被忽视。比如胸痛症状,患者由于感到前胸或者后背隐痛不适而去内科做心脏相关检查或去外科做胆囊相关检查,却常常忽略了食管的问题。如果心脏和胆囊检查发现问题的患者经过相应治疗后胸痛仍然存在,一定要记住还有食管需要检查,以排除食管癌发生的可能性。

10.食管癌患者术后饮食应注意什么？

食管癌手术后切除的食管由胃代替,以重新恢复消化道的功能,患者贲门的作用完全消失,胃的容量较前减少,位置从腹腔升到胸腔,从横位变成立位,这些都可导致消化道功能的变化。因此术后早期患者需进食高热量、易消化的流食或软饭,少食多餐,一日4~6餐为宜,餐后不要立即平卧,以免食物反流入气管而引起呛咳。此种饮食规律一般要坚持半年至一年,其后可和正常人一样恢复一日三餐,总食量达到术前水平。另外,术后患者常出现进食后停顿感,易饱胀,胃内有气串样感觉,需尽力打嗝后再进食,这是因为术后胃容积减少,吞咽的空气无处存留,待其排出后食团才可进入的缘故。

第七节　宫颈癌

宫颈癌相关知识

【定义】

宫颈癌是最常见的妇科恶性肿瘤。宫颈癌是指发生在宫颈阴道部或移行带的鳞状上皮细胞及宫颈管内膜的柱状上皮细胞交界处的恶性肿瘤。

【疾病负担】

2015 年,我国宫颈癌发病例数约为 11.1 万例,位居我国女性癌症发病谱第 5 位;死亡例数约为 3.4 万例,位居我国女性癌症死亡谱第 8 位。我国宫颈癌患者 5 年总体生存率约为 60%,而Ⅰ期宫颈癌患者 5 年生存率接近 100%。通过早期筛查,对宫颈癌前病变及原位癌进行早期治疗是提高宫颈癌患者生存率的关键。

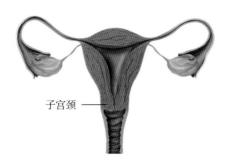

子宫颈 ——

正常女性生殖系统

【主要危险因素】

（1）高危型人乳头状瘤病毒（high risk human papillomavirus,

HR-HPV）持续性感染是导致宫颈癌最主要的因素,HR-HPV 主要包括 HPV-16、HPV-18、HPV-31、HPV-33、HPV-35、HPV-39、HPV-45、HPV-51、HPV-52、HPV-56、HPV-58、HPV-59 和 HPV-68 等型别,其中 HPV-16 型和 HPV-18 型最为常见。HPV 主要通过性行为传播。

（2）HIV、疱疹病毒（HSV-2）、沙眼衣原体和淋病奈瑟菌等病原微生物的协同感染会使宫颈癌发病风险显著上升。

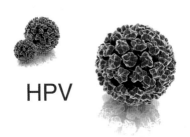

（3）过早开始性生活,有多个性伴侣。

（4）吸烟:烟草中含有大量的致癌物质,会导致机体免疫力下降,并影响 HPV 的清除,增加宫颈癌的发病风险。

（5）具有宫颈癌家族史。

【高危人群】

（1）高危型 HPV 感染者。

（2）具有 HIV 感染史或者性传播疾病史。

（3）过早开始性生活、有多个性伴侣者。

（4）吸烟者。

（5）既往因宫颈癌及癌前病变接受过治疗者。

【推荐预防措施】

（1）接种 HPV 预防性疫苗。

（2）避免高危性行为。

（3）推迟初次性行为年龄。

（4）不吸烟或戒烟。

（5）积极预防并治疗慢性宫颈炎等疾病。

（6）高危人群应定期接受宫颈癌筛查。

【警惕临床症状】

宫颈癌及癌前病变早期可能没有任何症状,但当身体出现如下症状时需要提高警惕,及时到正规医疗机构进行诊治:

（1）常见症状:接触性阴道出血、不规则阴道出血或绝经后阴道出血,血性白带、白带增多等异常。

（2）晚期患者常出现:阴道血性分泌物增多、阴道流液、恶臭、阴道大出血、腰痛、下肢疼痛及水肿、贫血、发热、少尿或消耗性恶病质等。

【推荐筛查方案】

筛查方法主要有细胞学检查（图 3-7-1）、HPV 检测（图 3-7-2、图 3-7-3）、醋酸或碘染色法（visual inpection with acetic acid/visual inspection with Lugol's iodine, VIA/VILI）（图 3-7-4）等。根据我国宫颈癌发病年龄特点,推荐筛查起始年龄在 25～30 岁（有性生活或已婚女性）。HIV 感染者或机体免疫功能低下的女性可酌情提前。推荐筛查方案如下:

（1）25～29 岁女性:每 3 年进行 1 次细胞学检查。

（2）30～65 岁女性可选择以下任意方案进行筛查:① 每 5 年进行 1 次细胞学检查及 HPV 检测;② 每 3 年单独进行 1 次细胞学检查;③ 每 3～5 年单独进行 1 次 HPV 检测;④ 每 2 年进行 1 次 VIA 筛查。

（3）65 岁以上女性:既往 10 年内每 3 年 1 次连续 3 次细胞学检查阴性,或每 5 年 1 次连续 2 次 HPV 检测阴性,无宫颈上皮内瘤变(cervical intraepithelial neoplasia,CIN)病史者,停止筛查。

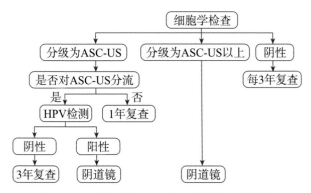

图 3-7-1 细胞学检查作为初筛的筛查流程图

ASC-US.atypical squamous cells of undetermined significance,未明确意义的不典型鳞状上皮细胞

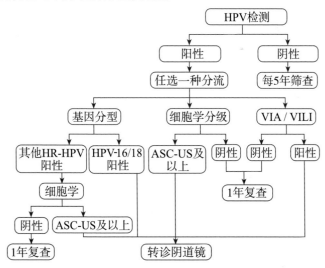

图 3-7-2 HPV 检测为初筛的筛查流程图

ASC-US.atypical squamous cells of undetermined significance,未明确意义的不典型鳞状上皮细胞;VIA.visual inpection with acetic acid, 醋酸染色肉眼观察; VILI.visual inspection with Lugol's iodine, 碘染色肉眼观察

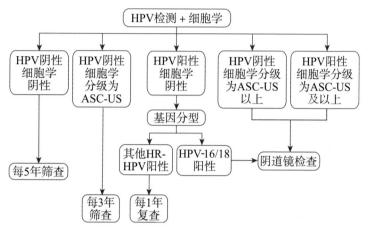

图 3-7-3　HPV 检测和细胞学联合筛查流程图

ASC-US.atypical squamous cells of undetermined significance, 未明确意义的不典型鳞状上皮细胞

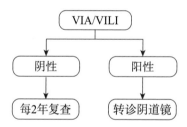

图 3-7-4　VIA 检查为初筛的筛查流程图

VIA.visual inpection with acetic acid, 醋酸染色肉眼观察; VILI. visual inspection with Lugol's iodine, 碘染色肉眼观察

【病理分型】

主要根据肿瘤组织来源、细胞分化程度及细胞形状进行病理分类, 主要包括鳞状细胞癌、腺癌、腺鳞癌及其他未

分化癌。其中鳞状细胞癌占绝大多数,腺癌次之,腺鳞癌及其他未分化癌比较少见。

【分期】

宫颈癌分期多采用国际妇产科联盟(International Federation of Gynecology and Obstetrics,FIGO)宫颈癌分期(2018)标准。宫颈癌临床分期为:

(1)Ⅰ期:肿瘤严格局限于宫颈(忽略扩展至宫体)。

(2)Ⅱ期:肿瘤超越子宫,但未达阴道下 1/3 或未达骨盆壁。

(3)Ⅲ期:肿瘤累及阴道下 1/3 和 / 或扩展到骨盆壁,和 / 或引起肾盂积水或肾功能丧失,和 / 或累及盆腔淋巴结,和 / 或主动脉旁淋巴结。

(4)Ⅳ期:肿瘤侵犯膀胱黏膜或直肠黏膜(活检证实)和 / 或超出真骨盆(泡状水肿不分为Ⅳ期)。

【推荐治疗方案】

(1)宫颈癌前病变患者:采用子宫颈消融性治疗,例如,冷冻、激光、电凝和冷凝等治疗;也可进行子宫颈切除性治疗,包括子宫颈环形电切术和子宫颈锥形切除术。

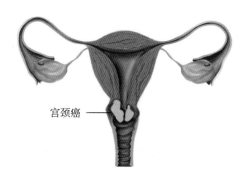

宫颈癌

宫颈癌示意图

（2）子宫颈浸润癌患者：主要治疗方法包括手术、放疗、化疗及姑息治疗，应根据临床分期、年龄、全身情况等因素制订综合治疗方案。

宫颈癌防治问答 ························○

1. 哪些人患宫颈癌的风险增加？

（1）高危型 HPV 感染者。

（2）具有 HIV 感染史或者性传播疾病史。

（3）过早开始性生活、有多个性伴侣者。

（4）吸烟者。

（5）免疫力低下者。

（6）既往因宫颈癌及癌前病变接受过治疗者。

2. 什么是 HPV？感染 HPV 就一定会进展为宫颈癌吗？

HPV 是人乳头状瘤病毒（human papillomavirus）的简称，根据其致病性分为高危型和低危型。感染低危型 HPV 不会发展成宫颈癌。高危型 HPV 持续性感染是导致宫颈癌的主要原因，主要包括 HPV-16、HPV-18、HPV-31、HPV-33、HPV-35、HPV-39、HPV-45、HPV-51、HPV-52、HPV-56、HPV-58、HPV-59 和 HPV-68 等型别，其中 HPV-16 型和 HPV-18 型最为常见。HPV 主要通过性行为传播，少数可通过皮肤、黏膜直接触传播。

约 90% 有性生活的男性和女性一生之中某个时候会接触到 HPV，我国一般人群 HPV 感染率约为 15%。尽管 HPV 感染非常普遍，但约 90% 的感染者会在 HPV 感染后两年内自动清除。只有不到 10% 的人会发生 HPV 持续性感染，经过 10～20 年的时间可能发展为宫颈癌前病变或浸润性癌。并且从 HPV 持续性感染发展成低级别病变和高级别病变这个过程是可逆的。也就是说，即便是高级别病变也可能逆转到低级别病变，低级别病变不做任何治疗也可能会消退。但请注意，一定要做好临床随访工作，高级别病变一定要及时治疗（妊娠期除外）。

3. 宫颈癌可以预防吗?

宫颈癌是当前唯一病因基本明确的恶性肿瘤。高危型 HPV 持续性感染是导致宫颈癌的主要病因。通过采取安全性行为、戒烟、推迟初次性行为年龄、注射 HPV 预防性疫苗及早期筛查等措施，宫颈癌是可以预防的。且宫颈癌是目前唯一可能通过病因预防以及早发现、早诊断和早治疗达到消除目的的恶性肿瘤。

4. 宫颈癌主要筛查方法包括哪些?

目前世界卫生组织推荐的宫颈癌筛查方法主要有三种，即子宫颈细胞学检查、HPV 检测和醋酸染色肉眼观察（VIA）。这三种方法具备各自特点：

（1）子宫颈细胞学检查：该方法已有 60 多年历史，对降低全球的宫颈癌的发病和死亡负担发挥了重要作用，但需要高水平的专业技术人员、较为严格的质量控制及专业实验相应设备设施。

（2）HPV 检测：该方法具有较高的灵敏度和特异度，准确客观，但价格较高。

（3）醋酸染色肉眼观察（VIA）：该方法简单，即刻就可出结果，但宫颈癌及癌前病变检出率较低。而且绝经后妇女和子宫颈曾接受过物理治疗的妇女不适合使用VIA进行筛查。

选择何种宫颈癌筛查方法可根据当地卫生及经济水平确定。对于经济条件好、卫生技术水平较高地区可以采取子宫颈细胞学检查或者HPV检测作为初筛方法，也可以两者联合；对于卫生及经济水平较差的地区，可采用醋酸肉眼观察（VIA）方法进行宫颈癌初筛。

5. 哪些人应该进行宫颈癌筛查？应该多久做1次宫颈癌筛查？

根据我国宫颈癌发病年龄特点，推荐筛查起始年龄在25～30岁（已婚或有性生活女性）。HIV感染者或机体免疫功能低下的女性可酌情提前。推荐筛查间隔如下：

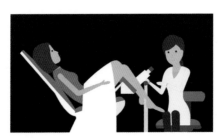

宫颈癌筛查

（1）25～29岁女性：每3年进行1次细胞学检查。

（2）30～65岁女性可选择以下任意方案进行筛查：①每5年进行1次细胞学检查及HPV检测；②每3年单独进行1次细胞学检查；③每3～5年单独进行1次HPV

检测;④每2年进行1次 VIA 筛查。

（3）65岁以上女性:既往10年内每3年1次连续3次细胞学检查阴性,或每5年1次连续2次 HPV 检测和细胞学检查阴性,无宫颈上皮内瘤变病史者,停止筛查。子宫全切术后女性（因良性病变切除）可不筛查。

6. HPV 疫苗安全有效吗?

根据全球 HPV 疫苗上市后安全性监测数据可知,HPV 疫苗接种后发生的不良反应通常较为轻微并具有自限性,如发热、恶心、头晕、局部肿胀等,而严重不良事件罕见,也未发现疫苗接种后发生潜在免疫接种疾病表现或趋势。

全球大量临床研究和真实世界研究数据表明,目前上市的 HPV 疫苗都具有非常高的保护效率。HPV 疫苗的安全性和有效性数据也得到了包括世界卫生组织、国际妇产科联盟（FIGO）在内的权威机构的认可。

7. 现在我国有哪些 HPV 疫苗? 应如何选择?

目前我国获批的 HPV 疫苗有三种:

（1）二价疫苗:针对 HPV-16 和 HPV-18 两种亚型的疫苗,该疫苗于第0、1、6个月共接种3剂。

（2）四价疫苗:四价疫苗可预防 HPV-16、HPV-18、HPV-6 和 HPV-11 感染,其中 HPV-6 和 HPV-11 是生殖器疣的元凶。四价疫苗于第0、2、6个月共接种3剂。

（3）九价疫苗:在四价 HPV 疫苗基础上又增加了5种高危 HPV 类型,包括 HPV-31、HPV-33、HPV-45、HPV-52 和 HPV-58。该疫苗于第0、2、6个月共接种3剂。

HPV 疫苗除可以预防宫颈癌外，也可预防外阴癌、肛门癌及阴道癌等癌症以及生殖器疣等疾病。二价、四价和九价疫苗可接种的年龄范围分别为 9～45 岁、20～45 岁和 16～26 岁。应根据自身年龄和经济状况，在医生指导下选择接种不同价型的 HPV 疫苗。

8. 是不是打过 HPV 疫苗就再也不会得宫颈癌了呢？

虽然注射 HPV 预防性疫苗可以有效预防宫颈癌，但不意味就再无患宫颈癌的风险。目前引起宫颈癌的 HPV 型别至少有 13 种之多。目前已上市的 HPV 疫苗最多只能覆盖 7 种高危型 HPV（HPV-16、HPV-18、HPV-31、HPV-33、HPV-45、HPV-52 和 HPV-58）。所以目前成年女性接种 HPV 疫苗后，依然需要按宫颈癌防治指南定期进行宫颈癌筛查。而筛查的目的是尽早发现宫颈癌或癌前病变。早期发现的宫颈癌及癌前病变较晚期的宫颈癌更易处理，也更有可能治愈。因此，接种 HPV 预防性疫苗和宫颈癌早诊早治相结合才是最佳的宫颈癌预防模式。

9. 宫颈癌癌前病变是怎么回事？

宫颈上皮细胞在持续性感染高危型 HPV 及其他致癌危险因素作用下发生不典型增生形成宫颈上皮内瘤变。大多数癌前病变都没有任何症状，直至发展为宫颈癌。

根据癌前病变的严重程度，分为宫颈上皮内瘤变 1 级（CIN1 级）、宫颈上皮内瘤变 2 级（CIN2 级）和宫颈上皮内瘤变 3 级（CIN3 级）。部分宫颈癌前病变是可以逆转的，尤其是轻度病变。通过早期筛查可有效提高癌前病变检出率。如果发现有癌前病变应立即接受治疗可有效预防宫颈癌的发生。癌前病变的治疗相对简单而有效,而当癌前病变进展成为宫颈癌时,治疗难度增加且治疗效果较差。

10. 发现宫颈癌或者癌前病变应如何治疗?

根据宫颈癌前病变程度采取相应的治疗措施:CIN1级原则上不需要治疗,但这些患者需要临床密切观察随访。CIN2/3级属于中度病变,临床上需要干预治疗,目前常用的治疗方法包括宫颈消融治疗和宫颈切除性治疗。子宫颈浸润癌患者主要治疗方法包括手术、放疗、化疗及姑息治疗,应根据临床分期、年龄、全身情况等因素制订综合治疗方案。

第八节 甲状腺癌

甲状腺癌相关知识

【定义】

甲状腺癌是一种起源于甲状腺滤泡上皮或滤泡旁上皮细胞的恶性肿瘤,是头颈部最为常见的恶性肿瘤。根据肿瘤起源及分化差异可将甲状腺癌分为甲状腺乳头状癌(papillary thyroid carcinoma,PTC)、甲状腺滤泡癌(follicular thyroid carcinoma,FTC)、甲状腺髓样癌(medullary thyroid carcinoma,MTC)以及甲状腺未分化癌(anaplastic thyroid cancer,ATC)。其中甲状腺乳头状癌最为常见,占全部甲状腺癌的85%～90%,高分化,预后好;甲状腺滤泡癌约占甲状腺癌的10%,中分化,预后较乳头状癌差。甲状腺乳头状癌和甲状腺滤泡癌又合称分化型甲状腺癌(differentiated thyroid carcinoma,DTC),预后相对较好;甲状腺髓样癌的预后居于分化型甲状腺癌和未分化型甲状腺癌之间;甲状腺未分化癌的恶性程度极高,预后较差。

【疾病负担】

2015年我国甲状腺癌发病例数约为20.1万例,位居我国癌症发病谱第7位,其中女性甲状腺癌发病例数约为15.1万例,位居我国女性癌症发病谱第4位;城市地区标化甲状腺癌发病率为农村的2.2倍。我国甲状腺癌预后较好,5年总体生存率为84.3%,但仍与美国等发达国家存在差距(98.2%)。

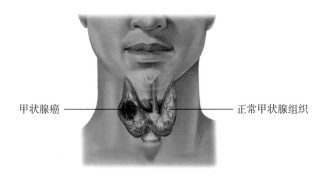

甲状腺癌 —————— —————— 正常甲状腺组织

【主要危险因素】

甲状腺癌的病因至今尚未完全明确,但目前已知危险因素主要有以下几个方面:

(1)女性发病风险高于男性:2018全球癌症发病数据显示女性甲状腺癌标化发病率是男性的3.3倍。

(2)体重指数:研究表明,体重指数每增加5,患甲状腺癌风险升高6%。

(3)放射性碘,包括碘-131(儿童时期或青春期暴露):世界卫生组织国际癌症研究机构已将放射性碘,包括碘-131纳入甲状腺癌的Ⅰ类致癌物。研究表明,儿童时期碘-131暴露量每增加1戈瑞,甲状腺癌发病风险增加4.5倍。

(4)放射线过度暴露:世界卫生组织国际癌症研究机构已将X线和伽马射线纳入甲状腺癌的Ⅰ类致癌物。研究表明,诊断性电离辐射可使甲状腺癌发病风险增加52%。

(5)碘摄入量:缺碘地区补碘后,甲状腺癌恶性程度降低,甲状腺乳头状癌发病率升高。

(6)甲状腺癌或良性甲状腺疾病家族史:约3%～5%的甲状腺癌患者有甲状腺癌家族史,一些罕见的家族性甲状腺疾病也与甲状腺癌有关。

【高危人群】

（1）女性。

（2）具有甲状腺癌既往史或家族史者,如分化型甲状腺癌（DTC）、甲状腺髓样癌或多发性内分泌腺瘤病 2 型（MEN2 型）、家族性多发性息肉病及某些甲状腺癌综合征〔如多发性错构瘤综合征（multiple hamartoma syndrome）、Cowden 综合征、Carney 综合征、沃纳综合征（Werner syndrome）和加德纳综合征（Gardner syndrome）等）〕。

（3）童年期头颈部放射线照射史或放射线尘埃接触史者。

（4）由于其他疾病,头颈部接受过放疗的个体。

（5）甲状腺结节 >1 厘米,伴持续性声音嘶哑、发声困难、吞咽困难或呼吸困难,且排除声带病变（炎症、息肉等）。

（6）甲状腺结节 >1 厘米,伴颈部淋巴结肿大。

（7）低碘或高碘饮食人群。

【推荐预防措施】

（1）加强职业防护措施,避免辐射因素过度暴露。

（2）服用碘化钾是在核事故中保护公众的医学应急措施之一。

（3）避免头颈部放射线照射和放射性尘埃接触,减少不必要的医疗辐射暴露。

（4）健康生活,合理饮食,维持适量碘摄入,增加运动。

（5）合理疏导不良情绪,保持良好心态。

（6）高危个体加强监测筛查。

【推荐筛查方案】

目前甲状腺癌筛查效果证据不足,不推荐在一般人群中开展甲状腺癌筛查。但对于曾暴露于辐射中、碘缺乏或具有甲状腺癌家族史等高危人群应进行定期体检,主要包括(图 3-8-1):

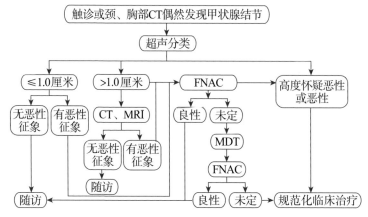

图 3-8-1　甲状腺结节初诊检查流程图

FNAC.细针穿刺细胞学检查;MDT.多学科协作诊疗

(1)同时进行功能检查和形态检查,包括颈部触诊、颈部超声检查(包括甲状腺、颈部、锁骨上),必要时行超声引导下细针穿刺活检。

(2)女性妊娠前和哺乳期结束时,建议分别进行 1 次颈部超声检查。

【推荐治疗方法】

甲状腺癌的治疗应以外科为主导,结合碘 -131 治疗、放疗、化疗、内分泌治疗、靶向药物治疗等治疗方法,根据患者的不同病情与核医学科、内分泌科、放疗科、肿瘤内科等科室协商制订个体化的综合治疗方案。

术前　　　术后

甲状腺癌防治问答 ······················○

1. 甲状腺对人体有什么用?

甲状腺是人体最大的内分泌器官,其功能主要是合成和分泌甲状腺激素。甲状腺激素对调节身体的新陈代谢,儿童和青少年的生长发育至关重要。人体甲状腺激素分泌过多为甲状腺功能亢进(甲亢),主要表现为食欲亢进、爱出汗、心搏加快或体重明显减轻等;分泌过少为甲状腺功能减退(甲减),主要表现为注意力不集中、记忆力下降、智力减退或反应迟钝等。

2. 身体出现哪些症状时,我应该警惕得了甲状腺癌?

甲状腺癌早期临床表现不明显,通常是偶然发现颈部甲状腺有质硬而高低不平的肿块。肿块会逐渐增大,随吞咽上下活动。

甲状腺癌晚期肿块多不能移动,伴随局部疼痛,常可压迫气管、食管,使气管、食管移位。肿瘤局部侵犯严重时可出现声音嘶哑、吞咽困难或交感神经受压而引起霍纳综合征（瞳孔缩小、但对光反射正常，患侧眼球内陷、上睑下垂及患侧面部少或无汗等表现的综合征）；侵犯颈丛可出现耳、枕、肩等处疼痛等症状，侵袭颈部淋巴结，可伴有颈部淋巴结肿大。

合并甲状腺功能异常时可出现相应的临床表现，如合并甲亢可能伴有面容潮红、心动过速，特殊类型的甲状腺癌比如甲状腺髓样癌患者，可能出现面部潮红和顽固性腹泻等表现。

3. 我体检发现甲状腺上有个结节，是不是得了甲状腺癌？

甲状腺结节指的是甲状腺表面或内部生长的团块，比较常见，但大约只有 1% 的结节为恶性。若体检发现甲状腺结节，不用太过担心，需进一步检查确认是良性还是恶性。

4. 身边朋友体检发现甲状腺癌的越来越多，常规体检时需不需要专门去做甲状腺癌筛查项目？

最新数据显示，近年来我国甲状腺癌的发病率呈现上升趋势，其原因与不健康的生活方式、医疗技术进步、医疗保险覆盖率增加以及甲状腺结节过度诊断等多方面因素有关。甲状腺癌具有惰性生长的生物学性质，死亡率很低。目前研究尚未发现甲状腺癌筛查获益的充分直接证据，权威指南尚不推荐无症状人群进行常规甲状腺癌筛查。但如果自身满足甲状腺癌高危人群的条件，仍建议进行定期筛查。

5. 体检项目中有辐射的影像学检查会不会增加我患甲状腺癌的风险？比如肺癌筛查的低剂量螺旋 CT 等？

减少不必要的医疗辐射暴露是甲状腺癌的有效预防措施之一。但对于必要的影像学检查来说，其检查的辐射剂量处于安全范围内，对高危人群来说检查获益远高于风险。

6. 得了甲状腺癌我该怎么办？

一旦确诊应到正规医院，在医生指导下明确病变部位、大小、分型、分期、基因突变等情况，基于自身疾病临床特征结合机体生理情况选择合适的治疗方案和治疗时间，并积极配合检查和治疗。

7. 甲状腺癌术后常见的并发症有哪些？

出血、喉返神经及喉上神经损伤、甲状旁腺功能减退、感染、淋巴漏、局部积液等，出现以上症状时，应在医生指导下积极进行对症治疗。

8. 晚期和难治性甲状腺癌有哪些治疗方法？

除传统的手术治疗和放射性碘治疗外，新型分子靶向治疗和免疫疗法在甲状腺癌临床实践中的疗效也备受关注，比如针对携带 *RET* 基因突变的髓样癌，新的 *RET* 靶向药（Pralsetinib 和 Selpercatinib）具有不错的疗效。

第九节 前列腺癌

前列腺癌相关知识

【定义】

前列腺癌是指前列腺上皮来源的恶性肿瘤。病理类型包括腺癌（腺泡腺癌）、导管腺癌、尿路上皮癌、鳞状细胞癌、腺鳞癌。其中腺癌占 95% 以上。

【疾病负担】

2015 年数据显示，中国前列腺癌发病例数约为 7.2 万例，位居我国男性癌症发病谱第 6 位；死亡例数约为 3.1 万例，位居我国男性癌症死亡谱第 10 位。我国男性前列腺癌发病率虽然较欧美国家低，但由于人口老龄化、生活方式与饮食结构的改变等原因，我国前列腺癌发病率近年来呈现出明显上升趋势。前列腺癌主要发生于老年男性，2/3 的病例发生于 65 岁以上者。

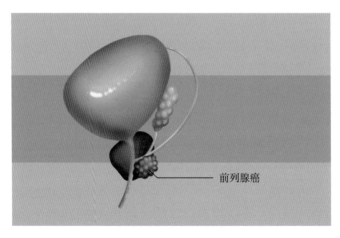

前列腺癌

【主要危险因素】

前列腺癌发生的确切病因尚未完全明确,现有研究显示遗传与环境因素起到重要作用。目前较为明确的危险因素包括以下三个方面:

(1)年龄:随着年龄的增长,前列腺癌的发病率明显升高,50 岁前患前列腺癌的可能性很低,50 岁以后发病率及死亡率成倍增长。

(2)种族:前列腺癌的发病率在不同人种之间差异显著,发病率及死亡率由高至低依次为黑种人、白种人、黄种人。

(3)遗传因素:一个人患前列腺癌的风险与家庭成员中发病人数、血缘关系远近以及亲属的发病年龄等因素相关。如果一个人的直系亲属(兄弟或父亲)患有前列腺癌,那么他本人患前列腺癌的风险会增加 1 倍;2 个或 2 个以上直系亲属患前列腺癌,风险会增加 5～11 倍;有前列腺癌家族史的患者,其确诊时平均年龄较小,一般比无家族史患者小 6～7 岁。

【高危人群】

根据最新的研究,满足以下条件之一即可定义为高危人群:

(1)年龄 >50 岁。

(2)年龄 >45 岁且有前列腺癌家族史。

(3)年龄 >40 岁且前列腺特异性抗原(prostate specific antigen,PSA)>1 微克 / 升。

【推荐预防措施】

有研究显示,适度调整一些生活及饮食习惯可能有助于降低前列腺癌的发病风险,减少动物脂肪饮食摄入,适当饮用绿茶,增加大豆、水果、蔬菜和维生素 E 的摄入等。

【警惕临床症状】

前列腺癌无典型的临床症状,这是因为前列腺癌多发生在前列腺的外周带,早期的前列腺癌多局限在前列腺内,未侵犯前列腺周围组织,往往无明显临床表现。但随着肿瘤的不断发展,则会表现出多种不同的临床症状,包括下尿路症状(尿频、尿急、排尿踌躇、排尿中断、尿后滴沥和排尿费力等)、局部浸润性症状(会阴部疼痛及坐骨神经痛等)、转移性症状(骨痛等)。晚期可表现为消瘦乏力、低热、进行性贫血、恶病质或肾衰竭。

【推荐筛查方案】

目前部分西方国家开展前列腺癌的筛查,但存在争议。我国前列腺癌发病率较低,是否需开展大规模组织性筛查还需开展相关研究。对于开展前列腺癌筛查地区的所有男性,可对 50 岁以上并且身体状况良好的男性进行血清前列腺特异性抗原检测,每 2 年检测 1 次,根据患者的年龄和身体状况决定前列腺特异性抗原检测的终止时间。对于未开展组织性筛查地区的高危个体,建议进行定期体检。

【病理分型】

前列腺癌病理类型包括腺癌(腺泡腺癌)、导管腺癌、尿路上皮癌、鳞状细胞癌、腺鳞癌。其中腺癌占 95% 以上。

【分期】

临床上一般根据原发肿瘤(T)、有无淋巴结转移(N)、有无骨转移及脏器转移(M),将前列腺癌分为四期:Ⅰ期:

常见于前列腺增生手术标本中偶然发现的小病灶;Ⅱ期:局限于前列腺内的肿瘤;Ⅲ期:肿瘤突破前列腺包膜,甚至侵及精囊;Ⅳ期:肿瘤侵犯膀胱颈、尿道、直肠、盆壁或发生骨转移及脏器转移。

【推荐治疗方法】

对于身体状况较好且肿瘤仅存在于前列腺腺体内的患者可选择外科治疗,包括双侧睾丸切除术、根治性前列腺切除术和盆腔淋巴结清扫术。对于去势抵抗性前列腺癌患者,可采用二线内分泌治疗、化学治疗、放射治疗、免疫治疗与冷冻治疗。对于转移性前列腺癌,可采用新型内分泌治疗药物、细胞毒性药物和免疫治疗。值得注意的是,治疗所引起的相关并发症是影响前列腺癌预后的重要因素,因此,应根据前列腺癌患者的年龄、身体状况以及肿瘤分期等情况,综合考虑最佳治疗方法。

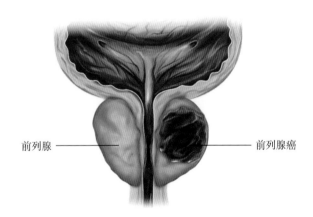

前列腺 ——————　　　　　　　　　————— 前列腺癌

前列腺癌防治问答 •••••••••••••••••••••••••••••••••••••• ○

1. 前列腺癌在我国人群发病率较低,是不是不用在意?

前列腺癌具有明显的地理和种族差异,在欧美等发达国家是男性最常见的恶性肿瘤。中国与这些国家相比发病率较低,但目前由于人口老龄化和生活方式的改变,中国人群前列腺癌发病率上升趋势明显,且诊断时中晚期患者居多,预后依然较差,仍应当引起重视。

2. 前列腺癌是否可以预防?

前列腺癌明确的危险因素为年龄、遗传因素与种族。有些研究显示,适度调整一些生活及饮食习惯可能有助于降低前列腺癌的发病风险,如低动物脂肪饮食,适当饮用绿茶,增加大豆、水果、蔬菜和维生素 E 的摄入等。

3. 早期前列腺癌有哪些症状?

早期的前列腺癌多局限在前列腺内,未侵犯前列腺周围组织,往往无明显临床表现。但随着肿瘤的不断发展,则会表现出多种不同的临床症状。最初表现为刺激症状和梗阻症状,如尿频、尿急、排尿踌躇不畅、排尿中断、尿后滴沥和排尿费力等。肿瘤侵犯前列腺包膜及其附近的神经周围淋巴管时,可出现会阴部疼痛及坐骨神经痛;肿瘤侵犯、压迫输精管时会出现腰痛以及患侧睾丸疼痛;肿瘤侵犯前列腺后外侧的神经血管束时还会导致勃起功能障碍;肿瘤侵犯尿道膜部时可发生尿失禁。

4. 是否应该参加前列腺癌筛查？

目前部分西方国家开展前列腺癌大规模组织性筛查，但存在争议。在欧美一些发达国家，由于前列腺癌发病率较高，因此前列腺癌筛查工作比较积极。我国前列腺癌发病率较低，是否需开展筛查尚需相关研究证实。对于前列腺癌高危人群，建议每年进行前列腺检查。

5. 如何早期发现前列腺癌？

对于 50 岁以上有尿频、尿急、排尿踌躇、排尿中断等症状者，推荐常规进行直肠指诊和前列腺特异性抗原（PSA）检查，对于有前列腺癌家族史的男性则建议从 45 岁开始上述检查。

6. 得了前列腺癌，能治愈吗？

前列腺癌是一个进展相对缓慢的癌症，只要早发现、坚持治疗，就会有比较好的预后。一般而言，接受根治性治疗的临床局限型前列腺癌患者的 5 年生存率接近 90%，10 年无疾病生存率达 70% 以上。进展性和转移性前列腺癌能治愈的机会较低，但患者仍能通过各种治疗手段（内分泌治疗、化疗、放疗、核素治疗等）减慢肿瘤细胞的生长、减轻肿瘤引起的症状以及延长寿命。

第十节　子宫内膜癌

子宫内膜癌相关知识

【定义】

子宫内膜癌是发生于子宫内膜的一组上皮性恶性肿瘤,又称"子宫体癌",为女性生殖道三大癌症之一。

【疾病负担】

2015 年,我国女性子宫内膜癌发病例数约为 6.9 万例,位居我国女性癌症发病谱第 8 位;死亡例数约为 1.6 万例,位居我国女性癌症死亡谱第 14 位。2012—2015 年,我国子宫内膜癌患者的 5 年生存率为 72.8%,低于乳腺癌但高于宫颈癌。

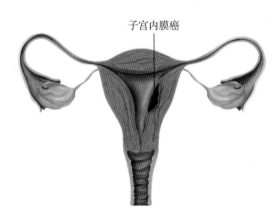

子宫内膜癌

【主要危险因素】

子宫内膜癌的病因不十分清楚。常见的是雌激素依赖型,其发生可能是在无孕激素拮抗的雌激素长期作用下,发生子宫内膜增生、不典型增生,继而癌变。目前已知危险因素主要有以下几个方面。

(1)年龄:子宫内膜癌的好发年龄是 50～69 岁,平均 60 岁,多见于围绝经期和绝经后女性。

(2)初潮早、绝经晚、未生育:12 岁以前月经来潮的女性或 55 岁以后绝经的女性,子宫内膜癌发病率升高。也有研究表明,不孕症患者发生子宫内膜癌的风险较高,是有生育史者的 2 倍。

(3)肥胖、糖尿病或糖耐量异常:女性罹患子宫内膜癌的风险会随体重增加而显著增高;研究显示,与体重正常女性相比,肥胖女性患子宫内膜癌的风险为 2.5 倍。与普通人群相比,糖尿病患者发生子宫内膜癌的风险为 1.8 倍。

(4)雌激素替代治疗、绝经后雌孕激素治疗、使用他莫昔芬:研究发现,绝经期女性仅使用雌激素治疗,与从未使用者相比,其发生子宫内膜癌的风险为 2.7 倍。

(5)生殖内分泌失调性疾病:常见如多囊卵巢综合征、某些卵巢肿物引起内源性雌激素水平增高。研究发现,多囊卵巢综合征患者发生子宫内膜癌的风险是正常人的 2.8 倍。

(6)子宫内膜癌家族史等遗传因素:大多数子宫内膜癌为散发性,但约有 5% 与遗传有关,其中关系最密切的遗传综合征是林奇综合征,是一种常染色体显性遗传病,与年轻女性的子宫内膜癌发病有关。

【高危人群】

(1)处于围绝经期、绝经后或未生育的女性。

(2)肥胖、糖尿病或糖耐量异常者。

(3)林奇综合征等相关遗传疾病病史者。

（4）雌激素水平增高者或他莫昔芬等药物使用者。

（5）*BRCA1* 和 *BRCA2* 胚系突变基因携带者。

（6）一级亲属有子宫内膜癌病史者。

【推荐预防措施】

（1）控制体重，坚持体育锻炼，避免肥胖。

（2）正确掌握雌激素应用指征及方法。

（3）高危人群定期进行妇科检查。

【警惕临床症状】

子宫内膜癌的早期症状主要表现为阴道出血，尤其是绝经后的女性又出现阴道流血或绝经过渡期女性出现月经紊乱、不规则阴道出血，应引起高度重视；子宫内膜癌还可以出现白带增多，呈水样或血性，部分患者会有下腹疼痛。

【推荐筛查方案】

人群筛查子宫内膜癌的有效性尚未充分证实，建议女性定期参加体检，高危个体定期进行子宫 B 超检查，如发现内膜增厚等异常情况，根据医生建议进行宫腔镜检查。

【病理分型】

（1）内膜样癌：是最常见的一种病理类型，占子宫内膜癌的 80%～90%。

（2）浆液性癌：占 1%～9%。恶性程度高，易有深肌层浸润和腹腔播散，以及淋巴结及远处转移，预后差。

（3）黏液性癌：约占 5%，肿瘤半数以上由胞质内充满黏液的细胞组成，大多腺体结构分化良好，生物学行为与内膜样癌相似，预后较好。

（4）透明细胞癌：占比不足 5%，恶性程度高，易早期转移。

（5）癌肉瘤：较少见，是一种由恶性上皮和恶性间叶成分混合组成的子宫恶性肿瘤，也称恶性米勒管多形性腺瘤，现认为其为上皮来源恶性肿瘤向间叶转化。常见于绝经后女性。

【分期】

目前采用《国际妇产科联盟（FIGO）2018 年癌症报告：子宫内膜癌诊治指南》中提出的子宫内膜癌临床分期，将子宫内膜癌分为Ⅰ期、Ⅱ期、Ⅲ期和Ⅳ期。国际妇产科联盟分期不受组织学分级影响。国际妇产科联盟子宫内膜癌分期提出仅宫颈腺体受累应视为Ⅰ期，不再视为Ⅱ期。阳性腹水细胞结果需单独报告，且不影响分期。若需了解更多，可进一步咨询临床专家或相关网站。

【推荐治疗方法】

子宫内膜癌的治疗以手术为主，辅以放疗、化疗和激素治疗等综合干预。应根据病理诊断和组织学类型、患者年龄、全身状况、有无生育要求、有无手术禁忌证、有无内科合并症等，综合评估以制订治疗方案。

（子宫内膜癌防治问答）······················○

1. 子宫内膜癌是遗传性疾病吗？

子宫内膜癌的病因还不完全清楚，目前研究显示主要与雌激素的长期刺激有关。仅 5% 的子宫内膜癌患者与遗传有关。遗传性子宫内膜癌是林奇综合征Ⅱ型（遗传性非息肉性结直肠癌）的主要肠外表现，这种疾病主要与错配修复基因突变和微卫星不稳定性有关。

2. 绝经后及绝经过渡期出现异常阴道流血就是子宫内膜癌吗?

阴道流血并非子宫内膜癌的特异性症状,其他疾病也可引起阴道流血,如萎缩性阴道炎、子宫黏膜下肌瘤或内膜息肉、内生性宫颈癌、子宫肉瘤及输卵管癌等,但应引起重视,及时去看专业医生,进行相应检查与各种疾病鉴别。

3. 子宫内膜增生就是子宫内膜癌吗?

个体在持续无排卵、无孕激素保护内膜的情况下,子宫内膜单纯在雌激素刺激下,就容易出现子宫内膜增生。子宫内膜增生,主要表现为阴道的异常出血,具有一定的癌变倾向。绝大多数子宫内膜增生是一种可逆性病变,或持续保持良性状态。仅有少数病例在较长时间后发展为癌,但通常预后较好。

4. 检查出子宫内膜不典型增生怎么办?

子宫内膜不典型增生,首先要明确诊断,查清不典型增生的原因,是否有多囊卵巢、卵巢功能性肿瘤或其他内分泌功能紊乱等。有上述任何情况者,应进行针对性的治疗。当有进一步恶化表现时,需到医院检查治疗,存在潜在恶性以及进展为癌的风险时,应行手术切除全子宫。

5. 哪些检查可以帮助确诊子宫内膜癌?

当出现子宫内膜癌的早期信号时,需要及时到医院就诊。要想明确诊断,还需要进行一系列相关的辅助检查。目前临床上常用的方法包括阴道彩色超声检查、分段诊断性刮宫检查、系列影像学检查。阴道彩超是目前应用较广泛的影像学检查方法,优点是无创伤,准确率可达70%～90%;分段诊刮是子宫内膜癌的确诊方法,但有一定创伤;MRI是目前进行子宫内膜癌术前评估的重要方法,诊断准确率可达85%～97%,有助于指导临床治疗方式的选择。

6. 子宫内膜癌预后如何? 与哪些因素有关?

总体来讲,子宫内膜癌的预后较好,但与年龄、期别、病理类型、治疗方式等多种因素有关。一般来说,年龄越轻,效果越好;分期越早,预后越好,Ⅰ期5年生存率为81%～91%;子宫内膜样腺癌的预后最好。此外,淋巴、血管间隙受累是预示复发和转移的重要因素。淋巴、血管间隙受累患者发生复发和转移的机会明显增加,即使是早期的子宫内膜癌患者,如果淋巴、血管间隙受累,其5年生存率也低于未受累者。

第十一节　脑瘤

脑瘤相关知识

【定义】

脑瘤即颅内肿瘤。颅内肿瘤是指发生于颅腔内的神经系统肿瘤,包括起源于神经上皮组织、脑膜、生殖细胞、外周神经等的原发性肿瘤以及自其他系统颅内的恶性肿瘤转移而来的继发性肿瘤。

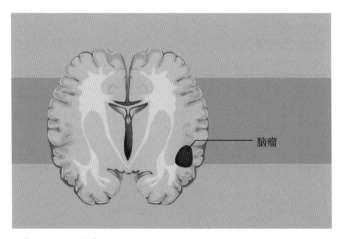

脑瘤

【疾病负担】

2015 年我国脑瘤新发病例约为 10.6 万例,死亡病例约为 5.6 万例,分别位居我国癌症发病谱和死亡谱的第 9 位和第 8 位。近年来中国脑瘤疾病负担呈现逐年加重趋势,且由于脑瘤的特殊解剖位置,患者生存质量不容乐观,未来应加强脑瘤的预防、控制工作。

【主要危险因素】

发病机制尚不明确,目前认为脑瘤发病可能与以下危险因素有关:

(1)电离辐射是脑胶质瘤和脑膜瘤较为明确的高危因素,较小剂量的辐射也可以使脑胶质瘤和脑膜瘤的发病率增加。

(2)遗传因素:人体基因缺陷或突变可形成颅内肿瘤。多发性神经纤维瘤属神经系统遗传性肿瘤的最典型代表,为常染色体显性遗传性肿瘤,约半数患者有家族史。

(3)化学因素:动物实验证实多种化学物是诱发脑瘤的原因,常见的有蒽类化合物,如甲基胆蒽、二苯蒽、苯并芘等。

【推荐预防措施】

因大部分脑瘤基本病因尚不明确,没有更多具有证据的预防措施。可根据慢性病防治原则:

(1)加强职业防护,尽量减少或远离电离辐射及有害化学物品的接触和暴露。

(2)养成良好的生活习惯,尽量少熬夜,戒烟限酒。

(3)合理膳食,多吃新鲜蔬菜水果,不吃过期、变质或被污染的食物。

(4)有良好的心态应对压力,劳逸结合,不要过度疲劳。

(5)加强体育锻炼,增强体质,多在阳光下运动。

【警惕临床症状】

(1)不明原因的头痛、恶心、呕吐。

(2)运动功能障碍或偏瘫。

(3)偏身感觉障碍。

(4)语言功能减退。

（5）智力精神改变。

（6）癫痫发作。

（7）视力改变。

（8）内分泌紊乱。

（9）听力下降。

（10）小脑及脑干症状。

【推荐筛查方案】

目前脑瘤筛查效果证据不足，不推荐开展人群组织性脑瘤筛查。但对于出现脑瘤典型早期症状者，建议定期体检，必要时可进行 CT 或者 MRI 检查。

【推荐治疗方法】

一旦确诊，应前往正规医院在医生指导下积极接受治疗。对于引起症状的各种类型的脑肿瘤，一般均建议先考虑显微神经外科手术切除肿瘤。对于恶性脑肿瘤，在手术切除之后，还需要辅助放疗、化疗、靶向治疗等相关治疗，才能使患者的病情得到有效的控制。对于良性脑肿瘤且伴随临床症状者，需进行手术切除。对于没有引起症状的良性脑肿瘤，特别是体积小但位于脑部重要功能区的肿瘤，或者并不引起患者任何症状的良性脑肿瘤，可进行临床随诊观察，每年复查 1 次 MRI，了解病变是否增大，再根据病变的发展情况，制订合理的治疗方案。

（脑瘤防治问答）•••••••••••••••••••••••••••••••◦

1. 垂体腺瘤是恶性肿瘤吗？

垂体腺瘤是指来源于垂体本身的一种良性肿瘤，约占脑瘤的 10%,好发于 20～50 岁,女性多于男性。由于垂体是人体最重要的内分泌器官,调控甲状腺、肾上腺、生殖腺等腺体,垂体腺瘤患者会发生激素分泌异常,从而引发多种症状。建议确诊的垂体腺瘤患者在正规医院积极接受治疗。

2. 脑瘤的一般症状是头痛吗?

除头痛外,呕吐也是脑瘤的常见症状。根据脑瘤的具体位置,还会伴发癫痫。老年人由于脑萎缩造成颅内空间大,头痛和恶心表现不明显;儿童常出现脑积水症状而被误诊为胃肠道疾病。

3. 早期能够发现脑瘤吗?

当发生剧烈头痛,喷射样呕吐,视力、听力、语言和运动障碍等异常时,应及时就医。

4. 普通体检能发现脑瘤吗,普通人怎么选择体检套餐发现脑瘤?

普通健康体检由于检查手段的限制,不易发现脑瘤。建议在有资质的防癌体检机构由专业人员综合评估后确认体检方案,脑瘤检查通常包括 CT 和 MRI。

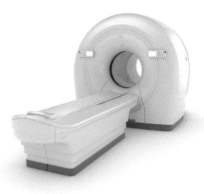

脑瘤常用 CT 和核磁进行筛查

第十二节 卵巢癌

卵巢癌相关知识

【定义】

卵巢癌是指发生在卵巢的恶性肿瘤;原发于输卵管和腹膜的恶性肿瘤,其临床特征和治疗模式与卵巢癌相似,经常也统称为卵巢癌。

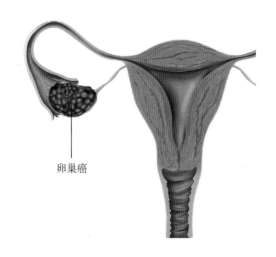

卵巢癌

【疾病负担】

2015 年,我国女性卵巢癌发病例数约为 5.3 万例,位居我国女性癌症发病谱第 11 位;死亡例数约为 2.5 万例,位居我国女性癌症死亡谱第 10 位。2012—2015 年,我国卵巢癌患者的 5 年生存率为 39.1%,低于乳腺癌、子宫内膜癌和宫颈癌等其他女性常见癌症。由于没有明显的临床症状,卵巢癌被发现时大多已是晚期,因此,早发现、早诊断、早治疗是有效防控卵巢癌的重要手段。

【主要危险因素】

卵巢癌的病因至今仍不完全明确,目前已知危险因素主要有以下几个方面:

(1)年龄增加:卵巢癌可发生在女性的任何年龄段,20岁以下发病较少,但随着年龄增长,发病越来越多,尤其是更年期和绝经期女性。

(2)体重指数大:与体重指数在18.5～23的女性相比,体重指数≥30的女性患卵巢癌的风险增加。

(3)初潮早、绝经晚:众多证据表明月经初潮年龄过早会增加卵巢癌的发生风险,可能与卵巢上皮细胞过早接受排卵刺激有关。

(4)吸烟:多项研究表明与从不吸烟者相比,现在吸烟者(即调查时在吸烟的成人,包括每日吸烟者和偶尔吸烟者)发生黏液性亚型卵巢癌的风险增加,且吸烟年限、吸烟包年数与黏液性卵巢癌发病风险之间有剂量反应关系。

(5)子宫内膜异位症:患有子宫内膜异位症的女性患卵巢癌的总体风险是无子宫内膜异位症女性的1.3倍。

(6)绝经期激素治疗:绝经期激素治疗可增加卵巢癌的发病风险(仅浆液性和子宫内膜样亚型)。

(7)卵巢癌家族史:卵巢癌家族史是卵巢癌发病重要的危险因素之一,卵巢癌患者5%～10%为遗传性。

【高危人群】

(1)年龄处于围绝经期或绝经后。

(2)肥胖。

(3)月经初潮年龄≤12岁、绝经年龄≥55岁。

（4）现在吸烟。

（5）患有子宫内膜异位症等疾病。

（6）绝经期激素治疗。

（7）卵巢癌家族史。

【推荐预防措施】

（1）坚持体育锻炼，控制体重，避免肥胖。

（2）不吸烟，保持健康的生活方式。

（3）在医生指导下进行激素治疗。

（4）高危人群定期体检。

【警惕临床症状】

早期卵巢癌通常没有症状，晚期症状也不典型，但出现以下症状应警惕：腹部或骨盆疼痛、肿胀或压迫感；阴道不规则出血或出血严重，尤其是绝经后；出现带血的阴道分泌物；腹胀、腹部肿块、腹腔积液等消化道症状；部分患者可有消瘦、贫血等表现。

【推荐筛查方案】

目前尚无理想有效的卵巢癌筛查方法。因为对可改变的卵巢癌危险因素认知较少，其一级预防仍面临挑战，尤其是常见的高级别浆液性卵巢癌。目前常用的卵巢癌早期检测方法有：① 影像学检查如 B 超检查、腹部 X 线摄片、MRI、CT 等；② 肿瘤标志物：血清糖类抗原 125（CA125）、血清甲胎蛋白（AFP）等；③ 腹腔镜；④ 细胞学检查。

【病理分型】

按照世界卫生组织标准，卵巢癌按组织学分类，可分为上皮性肿瘤和非上皮性肿瘤。其中最常见的是上皮性肿瘤，主要包括浆液性肿瘤、黏液性肿瘤和子宫内膜样肿瘤、透明细胞肿瘤、Brenner 肿瘤、浆黏液性肿瘤和未分化癌。常见的非上皮性肿瘤有间叶性肿瘤、混合性上皮和间叶肿瘤、生殖细胞肿瘤、单胚层畸胎瘤和起源于皮样囊肿的体细胞型肿瘤、生殖细胞 - 性索 - 间质肿瘤、杂类肿瘤、间皮肿瘤、软组织肿瘤、瘤样病变、淋巴样和髓样肿瘤、继发性肿瘤等。

【分期】

目前采用《国际妇产科联盟（FIGO）2018 年癌症报告：卵巢癌、输卵管癌和腹膜癌指南》中提出的卵巢癌临床分期，将卵巢癌分为Ⅰ期、Ⅱ期、Ⅲ期和Ⅳ期。若需了解更多，可进一步咨询临床专家或相关网站。

【推荐治疗方法】

一旦确诊应到正规医院，参考临床诊疗规范进行治疗。目前手术和化疗是临床上治疗卵巢癌的主要手段，极少数患者可经单纯手术而治愈，绝大部分患者需手术联合化疗等综合治疗。近年来出现的靶向药物治疗主要用于初始治疗之后的维持治疗、敏感复发后的维持治疗，可减少复发、提高疗效。

卵巢癌防治问答 ···○

1. 什么人容易得卵巢癌？

目前卵巢癌的病因还未完全明确，已知证据显示，卵巢癌跟遗传因素有很大关系，如果近亲家属有女性患卵巢癌，那么其患卵巢癌的概率会比常人增加，存在该情况的女性，应该定期进行体检，防患于未然。初潮早绝经晚的女性、

"丁克一族"也容易得卵巢癌,可能因为卵巢的持续性排卵,会给卵巢上皮带来损伤,使上皮细胞有丝分裂速度加快,促进卵巢癌的发生,而有过生育的女性,卵巢在妊娠时停止了排卵,得到了休息,降低了患癌的可能。此外体重指数大、吸烟、患子宫内膜异位症的女性,卵巢癌的发病风险也增加。

2. 卵巢癌会影响生育吗?

卵巢是女性的生殖器官,负责产生生殖细胞——卵细胞,患有卵巢癌会影响到生育功能,甚至危及生命,患病后要尽早采取合适的治疗措施。早期卵巢癌的治疗效果好,但复发概率也高,术后复查很重要。

3. 如何预防卵巢癌?

目前卵巢癌并无明确的预防手段。建议有卵巢癌家族史等高危人群应定期体检,以达到早发现、早诊断和早治疗的目的。其他预防措施还有:坚持体育锻炼,控制体重;戒烟,保持健康的生活习惯;在医生指导下进行激素治疗等。

4. 预防卵巢癌要切除卵巢吗?

进行预防性卵巢切除,能够使卵巢癌的发病风险大大降低,但这种方法更适用于遗传性卵巢癌综合征家族成员或有基因突变的高危人群。美国国立综合癌症网络临床实践指南指出,对于患有遗传性卵巢癌综合征的女性,在30～40岁完成生育后可推荐实行低风险的卵巢-输卵管切除术,或输卵管切除术。但预防性卵巢切除手术也有很多副作用,卵巢是女性的内分泌器官,绝经前就切除卵巢,女性就会提前进入绝经期,那么相应的骨质疏松、心血管疾病、泌尿道疾病的发病风险都会增加。因此建议咨询卵巢癌遗传门诊,根据家族发病年龄等制订预防措施。

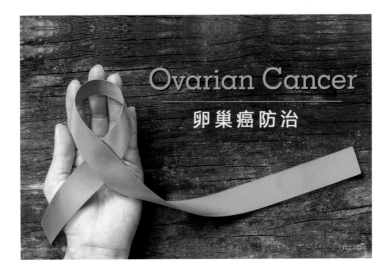

第十三节　胰腺癌

胰腺癌相关知识

【定义】

胰腺癌是发生在胰腺上的恶性肿瘤,恶性程度很高,诊断和治疗都很困难,其发病占全身恶性肿瘤的 1%～2%,约 90% 起源于胰腺的腺管上皮,发病部位以胰头为最多,其次为胰体局部和胰尾。

【疾病负担】

2015 年,我国胰腺癌发病例数约为 9.5 万例,位居我国癌症发病谱第 10 位;死亡例数约为 8.5 万例,位居我国癌症死亡谱第 6 位。胰腺癌发病呈现地域和性别分布的差异性,东部地区高于中西部地区,男性高于女性。胰腺癌预后极差,被称为"癌中之王",我国胰腺癌 5 年生存率仅为 7.2%。由于没有明显的临床症状,胰腺癌被发现时大多已是晚期。因此,早筛查、早发现、早治疗,是提高胰腺癌生存率的重要手段。

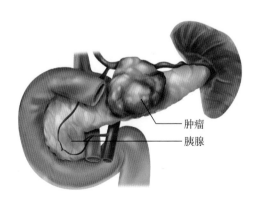

肿瘤
胰腺

【主要危险因素】

胰腺癌发病机制尚不明确,目前认为胰腺癌发病可能与以下危险因素有关:

(1)具有胰腺癌家族史或多重肿瘤抑制基因(*CDKN2A*)、17 号染色体的基因(*TP53*)、乳腺癌 2 号基因(*BRCA2*)等特定胰腺癌相关基因的突变,都会增加胰腺癌发病风险。研究表明,携带 *CDKN2A*、*TP53* 或 *BRCA2* 基因突变者的胰腺癌发病风险分别是非突变携带者的 12.3 倍、6.7 倍、6.2 倍。

(2)慢性胰腺炎、黏液性胰腺囊肿等疾病史。一项荟萃分析综合了 4 项队列研究的结果显示,慢性胰腺炎患者的胰腺癌发病风险是未患病人群的 8 倍;而黏液性胰腺囊肿可作为胰腺癌早诊早治的目标病变,流行病学资料显示,有 15% 左右胰腺癌来自黏液性胰腺囊肿。

(3)糖尿病:1、2 型糖尿病均可使胰腺癌发病风险增加。以往对于 2 型糖尿病研究较多,研究表明,2 型糖尿病患者的胰腺癌发病风险可增加 2.0 倍,尤其是新发糖尿病患者 1 年内胰腺癌发病风险增加 6.7 倍。

(4)不良生活习惯:长期吸烟、过量饮酒。研究表明,吸烟者胰腺癌的发病风险比从未吸烟者提高 2.2 倍;过量饮酒(每天 ≥ 37.5 克酒精)者胰腺癌的发病风险相比不饮酒或少量饮酒(每天 <6.25 克酒精)者提高 1.2 倍。

(5)肥胖:全身性或腹型肥胖均有可能增加胰腺癌发病风险。研究表明,体重指数每增加 5 可使胰腺癌发病风险增加 1.1 倍;腰围每增加 10 厘米可使胰腺癌发病风险增加 1.1 倍。

【警惕临床症状】

胰腺癌患者常表现为上腹部不适、腰背部痛、黄疸、消化不良或腹泻、食欲减退、体重下降等。胰腺癌起病隐匿，早期症状不典型，易与其他消化系统疾病混淆，发现时大多已属中晚期。

【推荐预防措施】

（1）健康生活方式，戒烟限酒，控制体重。

（2）合理饮食，营养均衡，多吃新鲜水果蔬菜。

（3）保持良好的精神状态，采取乐观的生活态度。

（4）及时治疗和控制糖尿病。

（5）高危人群定期参加防癌体检，一旦出现黄疸、腹痛、消瘦等症状应尽早就诊。

【高危人群】

胰腺癌高危人群界定参考条件，年龄 ≥ 50 岁且符合下列任一条件者：

（1）有 *CDKN2A*、*TP53*、*BRCA2* 等胰腺癌相关基因突变者。

（2）有胰腺癌家族史。

（3）有慢性胰腺炎、黏液性胰腺囊肿病史者。

（4）糖尿病患者，尤其是 50 岁及以上的新发糖尿病患者。

（5）长期吸烟、饮酒人群。

（6）超重（体重指数 ≥ 24）人群。

【推荐筛查方案】

目前胰腺癌筛查效果证据不足，不推荐开展人群组织性胰腺癌筛查。但对于高危人群，尤其是有 *CDKN2A*、

TP53、*BRCA2* 等特定胰腺癌相关基因突变或有胰腺癌家族史的人群,建议定期接受 CT、MRI、超声影像学检查,辅助糖类抗原 19-9(CA19-9)、CA125、癌胚抗原(carcinoembryonic antigen,CEA)等肿瘤标志物检查。被诊断为胰腺癌患者的人群,除拟接受手术治疗的患者外,其余患者在制订治疗方案前,力争其接受组织病理学和 / 或细胞学检查以明确病理学诊断。

【病理分型】

按照世界卫生组织标准,胰腺癌按照组织起源可分为上皮来源和非上皮来源。其中上皮来源主要包括来自于腺管上皮、腺泡细胞和神经内分泌细胞的导管腺癌(约占胰腺癌的 90%)、特殊类型的导管起源的癌、腺泡细胞癌、腺鳞癌、小腺体癌、神经内分泌肿瘤以及各种混合性肿瘤。

【分期】

胰腺癌的分期是目前指导胰腺癌治疗的重要指标,主要是根据胰腺癌病灶大小、是否浸润周围重要血管、是否存在区域淋巴结转移以及远处转移而进行判断。目前胰腺癌主要分为四期:Ⅰ期主要是指没有出现远处或淋巴结转移,原发肿瘤的直径不超过 4 厘米;Ⅱ期是指没有出现远处或淋巴结转移,但是肿瘤的直径超过 4 厘米,而且没有浸润重要血管,或者虽然肿瘤直径不超过 4 厘米,但是已经出现 1~3 枚区域淋巴结转移;Ⅲ期是指没有出现远处转移,但是已经出现 4 枚以上的区域淋巴结转移,或者无论肿瘤直径的大小,只要已经浸润腹腔干、肠系膜上动脉或者肝总动脉;Ⅳ期是指已经出现远处转移,无论原发肿瘤直径大小和淋巴结转移的情况如何。

【推荐治疗方法】

胰腺癌术前应开展多学科协作诊疗（multidisciplinary team，MDT）综合评估患者的治疗方案。根治性切除是治疗胰腺癌最有效的方法，切除后的胰腺癌患者如无禁忌证，均应辅助化疗。对于无法接受根治性切除治疗者，应根据临床病理分期和患者自身情况采取相应的治疗方案，具体治疗方法包括化疗、放疗、新辅助治疗、支持治疗及姑息疗法。

紫丝带代表"关注和防治胰腺癌"

胰腺癌防治问答 ○·················○

1.为什么胰腺癌被称为"癌中之王"？

胰腺癌恶性程度很高，5年生存率不足10%。其原因包括：

（1）早期病变难发现。胰腺生理位置隐蔽，早期癌变在体检中很难发现。另外，胰腺本身神经不丰富，早期肿瘤不会引起疼痛，缺少典型症状，不少患者直到晚期肿瘤压迫胰腺周围的神经，出现剧烈腹痛才发现病情。

（2）缺少有效治疗手段。由于大多数胰腺癌被发现时已失去手术的最佳时机，且侵袭性强，对化疗、放疗均不敏感，这都导致胰腺癌治愈率低。

2. 胰腺癌是怎么发生的？

目前对胰腺癌的病因尚不明确。长期吸烟、过量饮酒、肥胖、遗传因素、糖尿病、慢性胰腺炎等疾病均是胰腺癌发生的高危因素。

3. 胰腺癌是否会遗传给下一代？

尽管胰腺癌的发生与遗传有关，即父母有胰腺癌病史，那么子代胰腺癌的发病风险会增大，但并不是说子代一定会得胰腺癌。因此有家族性胰腺癌病史的人群，应该更加注重定期参加筛查。

4. 胰腺癌会有哪些临床症状？

胰腺癌的主要症状包括上腹部不适、体重减轻、恶心、黄疸、脂肪泻及疼痛等，均无特异性。因与胃肠道、胆道疾病的症状有相似之处，常常被误认为是胃病。若按胃病给药治疗后症状减轻，但停药后病情逐渐加重，应警惕胰腺癌的发生。

5. 胰腺癌患者为什么常伴有糖尿病发生？

在临床上，常见胰腺癌患者伴有糖尿病，主要原因为胰腺癌可破坏胰岛细胞或造成胰导管梗阻，导致胰岛素分泌减少或延迟，另外，胰腺癌还会引起抗胰岛素机制，减弱胰岛素的生理作用。

6. 肥胖者如何预防胰腺癌?

控制体重,合理饮食,营养均衡,少吃红肉、高脂肪、高能量食物,多吃新鲜水果蔬菜。

7. 老烟民戒烟后是否就不容易得胰腺癌了?

老烟民戒烟后的胰腺癌的发病风险仍高于不吸烟者。研究表明,即使戒烟 10 年后患胰腺癌的风险仍是不吸烟人群的 1.6 倍。但相对于吸烟人群,戒烟后的烟民胰腺癌的发病风险会随时间逐渐下降,直到戒烟 20 年后胰腺癌的发病风险与未吸烟者相当。

8. 有哪些常用的胰腺癌筛查技术?

目前胰腺癌筛查主要采用血液肿瘤标志物和影像学检查,血液肿瘤标志物应用最多的是 CA19-9;影像学检查主要应用内镜、超声、CT 和 MRI。

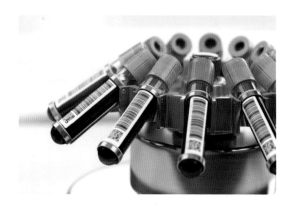

第十四节　膀胱癌

膀胱癌相关知识

【定义】

膀胱癌,起源于膀胱黏膜,是泌尿系统最常见的癌症。其中最常见的病理类型是尿路上皮细胞癌,约占膀胱癌的90%以上。

【疾病负担】

根据国家癌症中心发布的最新数据显示,2015年我国膀胱癌新发病例约为8.0万例,死亡例数约为3.3万例,发病率和死亡率均位居癌症发病和死亡谱的第13位。其中男性新发病例约为6.2万例,死亡例数约为2.5万例,均占膀胱癌发病和死亡病例的75%以上。全球不同地区间膀胱癌发病率差异较大,发达国家远高于发展中国家。近几十年来,我国膀胱癌的发病率和死亡率呈上升趋势。

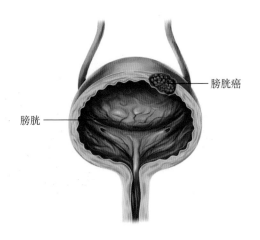

膀胱癌

膀胱

【主要危险因素】

目前已知的可能导致膀胱癌的危险因素主要有以下几个方面：

（1）老龄化：年龄越大，膀胱癌发病风险越高。

（2）吸烟。

（3）芳香胺类物质的职业暴露（染料、化工、橡胶工业）。

（4）饮用含砷的水。

（5）膀胱感染史。

（6）膀胱癌家族史。

【高危人群】

根据国际证据推荐和我国现行经验，膀胱癌高危人群定义为：

（1）年龄 >50 岁。

（2）长期从事染料、皮革、金属机械制造、有机化学原料等行业的职工及与联苯胺、4- 氨基联苯、α - 萘胺、β - 萘胺等致癌物长期接触者。

（3）有膀胱癌家族史者。

【推荐预防措施】

（1）戒烟。

（2）饮用安全的水。

（3）避免芳香胺类物质的职业暴露。

（4）避免马兜铃酸摄入。

【警惕临床症状】

90% 以上膀胱癌患者的早期临床症状是血尿，通常为无痛性肉眼血尿，有时也可为镜下血尿。少数患者早期有膀胱刺激征，表现为尿频、尿急、尿痛和排尿困难。

【推荐筛查方案】

目前膀胱癌筛查效果证据不足,不推荐对一般人群进行膀胱癌筛查。但对于高危人群,建议定期查体,必要时可行盆腔 B 超、膀胱镜及盆腔 CT、MRI 等检查。

【病理分型】

膀胱癌的病理类型主要包括尿路上皮细胞癌、鳞状细胞癌、腺细胞癌、小细胞癌、混合型癌、癌肉瘤及转移性癌等。我国常见的病理类型是尿路上皮细胞癌。

【分期】

按照美国癌症联合委员会(AJCC)制定的第 8 版 TNM 分期法,依据肿瘤浸润深度(T_1:浸润固有层;T_2:浸润固有肌层;T_3:浸润膀胱周围组织;T_4:浸润以下组织:前列腺/子宫或阴道/盆壁或腹壁、局部淋巴结转移;N_0:区域淋巴结无转移;N_1:真骨盆单个区域淋巴结转移;N_2:真骨盆多个区域淋巴结转移;N_3:髂总动脉淋巴结转移)及远处转移情况,可将膀胱癌划分为 Ⅰ ~ Ⅳ 期。

【推荐治疗方法】

膀胱癌可分为非肌层浸润性膀胱癌(non-muscle-invasive bladder cancer,NMIBC)和肌层浸润性膀胱癌(muscle-invasive bladder cancer,MIBC)。目前临床上非肌层浸润性膀胱癌治疗的首选方法是经尿道膀胱肿瘤电切术(transurethral resection of bladder tumor,TURBT)加术后辅助膀胱内灌注(化疗和免疫治疗)。肌层浸润性膀胱癌治疗的首选方法是根治性膀胱切除加盆腔淋巴结清扫术。经尿道膀胱肿瘤电切术不仅具有诊断作用,而且还具有治疗作用,可根据肿瘤的病理特征进行根治性治疗。

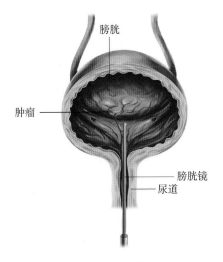

膀胱镜检查示意图

膀胱癌防治问答 ....o

1. 哪些人是膀胱癌的高危人群?

膀胱癌的高危人群主要包括:① 年龄 50 岁以上;② 长期从事染料、皮革、金属机械制造、有机化学原料等行业的职工及与 α - 萘胺、β - 萘胺、联苯胺、4- 氨基联苯等致癌物长期接触者;③ 有膀胱癌家族史者。

2. 吸烟是否与膀胱癌的发生有关?

吸烟是目前最为肯定的膀胱癌发病危险因素,研究发现吸烟与膀胱癌有强烈的相关性,与吸烟量和烟龄呈剂量反应关系。

3.经常使用含有芳香胺的染发剂可增加膀胱癌风险吗？

染发剂的使用是暴露于芳香胺类的潜在来源，而长期暴露于芳香胺类化学物质可增加膀胱癌的发生风险。多项研究表明对染发剂有职业暴露的理发师患膀胱癌的风险增加，但是个人使用染发剂与膀胱癌的关系尚有争论。

4.膀胱癌早期有哪些症状？

膀胱癌的早期症状主要是出现间歇性无痛肉眼血尿，也有部分患者仅表现为镜下血尿或者尿频、尿急等症状。

5.为什么男性更容易患膀胱癌？

研究表明，男性膀胱癌的发病率是女性的2～4倍。这可能与男性长期吸烟、职业接触某些化学物质(如芳香胺)有关，也可能是女性由于妊娠影响、激素改变降低了膀胱癌发生的危险性。

6.哪些食物可以预防膀胱癌呢？

没有哪种食物可以预防膀胱癌，关键要养成良好的生活习惯。比如：多摄入新鲜的蔬菜、水果和粗粮，戒烟限酒，避免熬夜、久坐等不健康的生活方式，都有益于降低膀胱癌发生的风险。

7.是否应该参加膀胱癌筛查？如何筛查？

目前膀胱癌筛查效果证据不足，不推荐对一般人群进行膀胱癌筛查。但对于高危人群，建议每年进行1～2次的尿细胞学检查，必要时可行盆腔B超、膀胱镜及盆腔CT、MRI检查。

8. 在膀胱癌的诊断中膀胱镜检查是必需的吗？

当患者出现尿频、尿急，特别是合并血尿时，即使超声、CT 或 MRI 无异常，也要高度警惕膀胱癌的风险，建议患者进一步进行膀胱镜检查。因为膀胱镜检查不仅是诊断膀胱癌的金标准，而且是治疗膀胱癌的非常重要的手段。

9. 膀胱癌需要与哪些疾病区别？

泌尿系统感染，肾、输尿管结石，前列腺增生等疾病也可表现出与膀胱癌类似的症状，如果出现尿液呈淡红色、尿频、尿急、尿痛等症状，一定要及时就医，医生可以通过尿细胞学检查、膀胱镜等检查进行鉴别诊断，以免延误治疗。

10. 膀胱癌可以治愈吗？

由于膀胱癌早期症状明显，超过 80% 的膀胱癌在诊断时处于早期，一般通过膀胱镜的电切或激光切除手术就可治疗。但膀胱癌的特点是复发率高，不过对于复发的患者，80%～90% 可通过反复手术及术后灌注治疗达到治愈的效果。

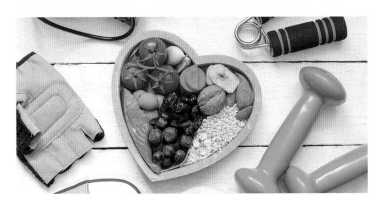

第十五节　鼻咽癌

鼻咽癌相关知识

【定义】

鼻咽癌是指发生于鼻咽腔顶部和侧壁的恶性肿瘤,是我国华南地区高发恶性肿瘤之一,发病率为耳鼻咽喉恶性肿瘤之首。

【疾病负担】

根据国家癌症中心发布的最新数据显示,2015 年我国鼻咽癌的发病例数约为 5.1 万例,位居癌症发病谱的第 20 位;鼻咽癌的死亡例数约为 2.7 万例,位居癌症死亡谱的第 15 位。华南地区鼻咽癌的发病率显著高于其他地区,约是华北地区的 16 倍。鼻咽癌患者的 5 年总体生存率约为 45%,而Ⅰ期鼻咽癌患者的 5 年生存率在 90% 以上。

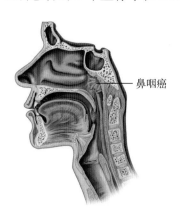

鼻咽癌

【主要危险因素】

(1)EB 病毒感染。

（2）具有鼻咽癌家族史。

（3）喜食腌制食品。

（4）我国华南地区较为高发。

（5）具有吸烟等不良生活习惯。

【高危人群】

（1）处于鼻咽癌高发地区。

（2）年龄 30～59 岁。

（3）头颈部检查有可疑病变者。

（4）具有鼻咽癌家族史者。

（5）EB 病毒检测阳性者。

【推荐预防措施】

（1）避免 EB 病毒感染。EB 病毒可通过唾液传播,感染多发生在婴幼儿阶段。

（2）注意饮食结构和生活习惯,少吃咸鱼、腌肉和腌菜等含大量亚硝胺类的食物。

（3）戒烟。

【警惕临床症状】

由于鼻咽邻近结构复杂,当肿瘤侵及相应结构和神经时会引发复杂多样的临床症状,主要包括:涕中带血、鼻塞、耳鸣与听力下降、头痛、面部麻木、咀嚼困难、复视、颈部肿块等。

【推荐筛查方案】

目前仅推荐在鼻咽癌高发地区针对高危人群开展鼻咽癌筛查。对受检者进行问卷调查、疾病史询问以及颈部淋巴结触诊。收集受试对象末梢血进行血清 EB 病毒衣壳抗原(viral capsid antigen, VCA)/IgA 抗体检测。根据临床

检查和 EB 病毒 VCA/IgA 抗体检测结果进行下一步操作
（图 3-15-1）：

（1）当受检者体检正常并且血清检查结果为阴性时，5
年后重复进行鼻咽癌筛查。

（2）当受检者发现有鼻咽癌症状或体检异常或 EB 病
毒 VCA/IgA 抗体检测 ≥ 1：80 时需要进行鼻咽镜检查。

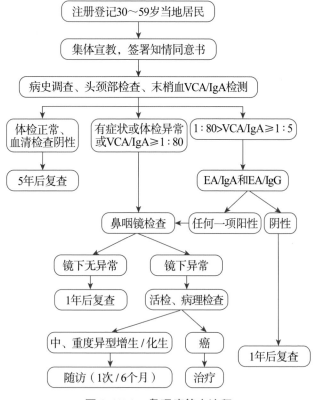

图 3-15-1　鼻咽癌筛查流程

VCA/IgA.immunoglobulin A（IgA）antibodies to EBV capsid
antigen，EB 病毒衣壳抗原 /IgA 抗体检测；EA.early antigen，早期抗原

（3）当 EB 病毒 VCA/IgA 抗体检测 ≥ 1：5 且 <1：80 时，采用血清早期抗原（early antigen，EA）IgA 和 IgG 抗体检测进行分流。① EA/IgA 和 EA/IgG 任意一项检测阳性，则需要进行鼻咽镜检查；② EA/IgA 和 EA/IgG 检测都为阴性，则 1 年后进行复查。

鼻咽镜检查无异常者 1 年后进行复查；鼻咽镜检查异常者需进行活检及病理诊断，根据病理诊断结果进行如下处理：

（1）正常：1 年后复查。

（2）中、重度异型增生 / 化生：每半年随访 1 次。

（3）癌症：进行临床治疗。

【病理分型】

鼻咽癌可分为原位癌和浸润癌两大类。浸润癌大致包括以下几类：

（1）角化性鳞状细胞癌或鳞状细胞癌：鼻咽角化性鳞状细胞癌可分为高分化、中分化和低分化三级。

（2）非角化性癌：鼻咽非角化性癌可分为分化型、未分化型和混合型三种亚型。

（3）鼻咽腺癌：分为普通型腺癌和唾液腺型腺癌。

【分期】

按照原发肿瘤（T）、淋巴结转移（N）和远处转移（M）情况将鼻咽癌进行 TNM 分期，目前多采用的是美国癌症联合委员会（AJCC）制定的第 8 版鼻咽癌 TNM 分期。鼻咽癌临床分期大致可分为 0 期、Ⅰ期、Ⅱ期、Ⅲ期、Ⅳ期。0 期：原位癌无颈部淋巴结转移。Ⅰ期：肿瘤局限于鼻咽部，或者侵犯口咽和 / 或鼻腔，无淋巴结转移，无远处转移。

Ⅱ/Ⅲ期判定相对复杂,介于Ⅰ期和Ⅳ期之间。Ⅳ期:肿瘤侵犯颅内,累及颅神经、下咽、眼眶、腮腺和/或广泛的软组织区域浸润并超过翼外肌外侧缘;或双侧颈部淋巴结转移,单侧或双侧颈部淋巴结转移,最大径>6厘米,和/或侵犯环状软骨尾侧缘以下水平;或有远处转移。

【推荐治疗方法】

鼻咽癌的治疗需根据临床分期等情况采取综合治疗措施。治疗方法主要包括放疗、化疗及手术治疗。

(1)放疗是鼻咽癌的主要治疗手段。多数早期病例采用单纯放疗即可取得很好的疗效。对于中晚期患者,通常采用放疗和化疗为主的综合治疗模式。

(2)复发及残留鼻咽癌患者,采用手术、放疗、化疗及综合治疗模式。对于转移性鼻咽癌患者选择个体化的治疗方案,主要包括多学科综合治疗、支持治疗及姑息治疗等模式。

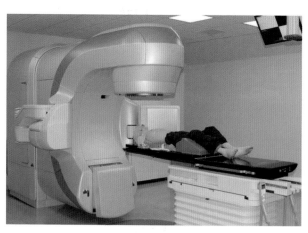

放射治疗

鼻咽癌防治问答 ·······················○

1. 我国鼻咽癌主要流行特征有哪些？

我国鼻咽癌发病率和死亡率均高于世界平均水平。鼻咽癌发病具有明显的地域性，主要集中在我国华南地区的广东省和广西壮族自治区等地区。鼻咽癌可发生于各个年龄段，以30～60岁多见，男性发病率高于女性。

2. 哪些人容易得鼻咽癌？

（1）EB病毒感染与鼻咽癌的发生密切相关。

（2）有鼻咽癌家族史者鼻咽癌发病风险增加。

（3）经常性或大量吸烟的人群。

（4）爱吃咸鱼及咸菜等腌制类食物的人群发病风险增加。

（5）居住在鼻咽癌高发区的人群发病风险增加。

3. 鼻咽癌会有什么症状呢？

由于鼻咽邻近结构复杂，当肿瘤侵及相应结构和神经时会引发复杂多样的临床症状，主要早期临床症状包括：

（1）大部分鼻咽癌患者初诊时存在头痛症状，早期多为间歇性发作，随着病情的进展，发展为持续性头痛。

（2）血痰、涕中带血是鼻咽癌患者早期最为常见的表现，患者多在晨起咳嗽时出现带有血丝的痰液，或是在擤鼻涕时发现带血的鼻涕。

（3）患者早期出现耳闷塞感觉和耳鸣症状，随着病情恶化会损伤听神经，听力会逐渐下降。

（4）鼻塞是鼻咽癌的早期症状之一，随着肿瘤体积的增大，鼻塞感逐渐增强。值得注意的是，鼻塞并不是鼻咽癌的独有症状，鼻窦炎、感冒等也可引发鼻塞。如果在治疗后未得到改善，或者合并一种或多种上述症状时如头痛、血痰、涕中带血、耳鸣及听力下降等，需加以高度重视。

（5）大部分鼻咽癌患者早期会出现颈部淋巴结肿大症状。尽管慢性炎症等疾病也可引起颈部淋巴结肿大，但抗感染治疗后会改善，如治疗后未见缓解，同时触摸后感到肿块活动差、质地较硬、无痛感、多个肿块融合成团，需及时到医院就诊。

（6）鼻咽癌会引发面部麻木、咀嚼困难等表现，当病情恶化，侵犯视神经后，患者会出现视物重影（复视）。

鼻咽癌的防治与许多恶性肿瘤一样，早发现、早诊断、早治疗是提高患者预后、降低死亡率的关键。鼻咽癌是一种早期诊断难度较大的恶性肿瘤，虽然患者在早期会出现头痛、血痰或涕中带血、耳鸣及听力下降、鼻塞、颈部淋巴结肿大、面部麻木或复视，但并不意味着具有这些症状就一定患鼻咽癌。居住在鼻咽癌高发区的居民，当出现上述任一症状，或具有鼻咽癌家族史、不良饮食生活习惯时，都应该及时就诊、接受检查，进行有效预防。

4. 鼻咽癌筛查常用的方法或技术有哪些？

筛查方法以简单、安全、有效、费用低廉和群众易接受为原则。常用的鼻咽癌筛查方法主要有：

（1）疾病史询问：鼻咽癌筛查时首先要询问筛查对象的病史和家族史，此方法最为简便，也极为有效。筛查对象主诉的一些症状能为临床医生提供重要的信息,使临床医生加强警惕性。

(2)颈部淋巴结触诊:鼻咽癌淋巴结转移率高且出现较早,可发生在耳鼻症状出现前,有部分患者以颈部肿块为首发症状。颈部淋巴结触诊方法简单,不会给受检者带来不适。当发生颈部淋巴结肿大时应高度重视,需要到医院做进一步的临床检查。

(3)血清 EB 病毒抗体检测:EB 病毒感染与鼻咽癌的发病密切相关,是目前已知的最重要的鼻咽癌致病因素。非角化型鼻咽癌是我国鼻咽癌的主要类型,约占95%以上,该类型鼻咽癌几乎都存在 EB 病毒感染。EB 病毒相关抗体反映了 EB 病毒急性、慢性、持续感染、恢复期或既往感染等状态。血清 EB 病毒抗体检测在鼻咽癌的早期筛查中发挥了重要的作用。

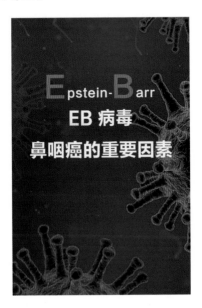

（4）鼻咽镜检查：可采用间接鼻咽镜检查和鼻咽内镜检查进行鼻咽癌筛查。间接鼻咽镜检查操作简单，经济易行，可直接窥视鼻咽腔，对鼻咽癌早期发现具有重要意义。间接鼻咽镜检查对咽反射敏感者效果不佳，可做黏膜表面麻醉后再进行检查。鼻咽内镜检查可直视鼻腔及鼻咽腔内病变，发现病变后可在镜下操作直接取活检用于临床病理确诊，同时可以克服咽反射敏感等困难。鼻咽内镜检查费用比间接鼻咽镜检查高，因此要根据经济发展水平和卫生资源条件选择适宜的筛查方法。

5. 应如何治疗鼻咽癌？

由于鼻咽的位置特殊，传统手术切除有一定的局限性。鼻咽癌对放疗敏感，放疗是目前公认的鼻咽癌首选治疗手段。应根据不同的临床病理分期制订个体化分层治疗策略，对于早期癌一般采用单纯放射治疗，局部晚期癌则推荐采用放疗为主的综合治疗。转移性鼻咽癌则多采用姑息性治疗，包括全身治疗、局部治疗以及对症治疗等。

6. 影响鼻咽癌患者预后的因素有哪些？

临床病理分期是影响鼻咽癌患者预后的重要因素，晚期患者的预后较差。研究显示我国鼻咽癌患者的5年总体生存率约为45%，而Ⅰ期鼻咽癌患者的5年生存率可达90%以上。因此，针对高危人群开展鼻咽癌早诊早治工作是提高鼻咽癌预后的关键。鼻咽癌患者年龄越大预后越差，男性预后较女性差。

第十六节 其他

【主要危险因素】

几乎所有癌症的发病风险随年龄的上升而增加,多为男性高于女性,具有癌症家族史者发病风险显著提高。除此之外,与之相关的主要可控危险因素见表 3-16-1。

表 3-16-1 与癌症相关的主要可控危险因素

器官 / 部位	主要危险因素
白血病 / 淋巴瘤	肥胖(多发性骨髓瘤)
	苯
	EBV
	甲醛
	幽门螺杆菌
	HCV
	HIV
	人类 T 淋巴细胞病毒 -1 型
	疱疹病毒
	吸烟
	放射线过度辐射
胆囊	胆囊结石、肥胖
胆道	中华肝吸虫
	胆管结石

续表

器官 / 部位	主要危险因素
口腔、咽(口咽、下咽癌和/或未分类)等	HPV-16 型
	吸烟
	长期饮酒
	过度食用槟榔
喉	长期饮酒
	石棉(各种形式)
	吸烟
肾脏	肥胖
	吸烟
	放射线过度辐射
阴道、外阴、阴茎、肛门	HPV-16 型
	HIV
卡波西肉瘤	HIV
	疱疹病毒
皮肤	太阳辐射

注:EBV.EB 病毒;HCV. 丙型肝炎病毒;HIV. 人类免疫缺陷病毒;HPV. 人乳头状瘤病毒

【主要预防措施】

推荐采取癌症的三级预防措施进行癌症的综合防控。选择健康的生活方式,如戒烟限酒、控制感染、适度运动、平衡膳食、保持健康的体重。及时关注身体出现的危险信号,高危人群定期参加防癌体检和筛查,做到早发现、早诊断、早治疗。缓解癌症患者症状、改善预后,提高生存质量。

缩略语中英文对照

AFP	alpha-fetoprotein	血清甲胎蛋白
ASC-US	atypical squamous cells of undetermined significance	未明确意义的不典型鳞状上皮细胞
ATC	anaplastic thyroid cancer	甲状腺未分化癌
AJCC	American Joint Committee on Cancer	美国癌症联合委员会
BI-RADS	breast imaging reporting and data system	乳腺影像报告及数据系统
CEA	carcinoembryonic antigen	癌胚抗原
CIN	cervical intraepithelial neoplasia	宫颈上皮内瘤变
DTC	differentiated thyroid carcinoma	分化型甲状腺癌
EBV	Epstein-Barr virus	EB 病毒
EA	early antigen	早期抗原
FIT	faecal immunochemical test	免疫法粪隐血检测
FIGO	International Federation of Gynecology and Obstetrics	国际妇产科联盟

FTC	follicular thyroid carcinoma	甲状腺滤泡癌
FNAC	fine needle aspiration cytology	细针穿刺细胞学检查
Hp	helicobacter pylori	幽门螺杆菌
HBV	hepatitis B virus	乙型肝炎病毒
HCV	hepatitis C virus	丙型肝炎病毒
HPV	human papilloma virus	人乳头状瘤病毒
HIV	human immunodeficiency virus	人类免疫缺陷病毒
HHV-8	human herpes virus 8	人类疱疹病毒8型
HBsAg	hepatitis B surface antigen	血清乙型肝炎表面抗原
HR-HPV	high risk human papillomavirus	高危型人乳头状瘤病毒
LDCT	low-dose computed tomography	胸部低剂量螺旋CT
MTC	medullary thyroid carcinoma	甲状腺髓样癌
MDT	multidisciplinary team	多学科协作诊疗

MIBC	muscle-invasive bladder cancer	肌层浸润性膀胱癌
NMIBC	non muscle-invasive bladder cancer	非肌层浸润性膀胱癌
PTC	papillary thyroid carcinoma	甲状腺乳头状癌
PSA	prostate specific antigen	前列腺特异性抗原
TURBT	transurethral resection of bladder tumor	经尿道膀胱肿瘤电切术
VIA	visual inpection with acetic acid	醋酸染色肉眼观察
VILI	visual inspection with Lugol's iodine	碘染色肉眼观察
VCA/IgA	immunoglobulin A（IgA）antibodies to EBV capsid antigen	血清 EB 病毒衣壳抗原 IgA 抗体

10检